AF347472

MENUS ET RECETTES

DE

CUISINE DIÉTÉTIQUE

MENUS ET RECETTES

DE

CUISINE DIÉTÉTIQUE

PAR LE

Dr H. LEGRAND, d'Amiens

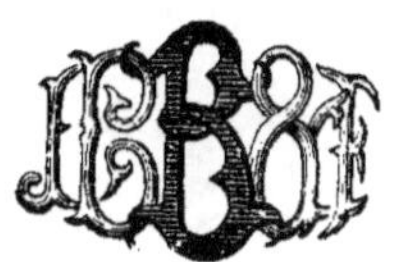

PARIS

LIBRAIRIE J.-B. BAILLIÈRE ET FILS

19, RUE HAUTEFEUILLE, 19

1911

INTRODUCTION

—

L'Alimentation des Enfants constitue actuellement une des légitimes préoccupations des médecins et des familles. *Bien portant*, l'enfant doit recevoir une ration suffisante à son entretien et à sa croissance ; *malade*, il a besoin d'une ration de résistance et de réparation ; *prédisposé*, il doit, par la réglementation de son hygiène alimentaire, corriger, atténuer ou guérir les tares héréditaires.

Pour être efficaces dans la prévention ou la guérison des Maladies de l'Enfance, *les Régimes alimentaires doivent être judicieusement ordonnancés et exécutés.*

La prescription des *aliments permis*, la fixation des *rations utiles* ne peuvent être déterminées que par *l'étude individuelle des malades et des maladies.* De cette adaptation clinique des régimes, le médecin doit être le vigilant ordonnateur : il lui appartient de formuler les *autorisations alimentaires* et de les rectifier suivant les réactions particulières, d'indiquer la *composition* et le *dosage* des *Menus* et des *Recettes culinaires*, de guider l'*Éducation alimentaire des Enfants malades*.

Aux familles est réservée l'exécution raisonnée des *préparations diététiques :* pour être utiles et profitables, les mets doivent être apprêtés en vue de favoriser leur assimilation et leur digestibilité : de là l'impérieuse nécessité de multiplier les *artifices culinaires*, de varier les modes d'apprêts et les accommodements pour *éviter la monotonie des Régimes*.

S'inspirant de ces considérations générales et de sa pratique journalière, l'auteur s'est efforcé de réunir dans cet ouvrage les règles d'une bonne hygiène alimentaire chez les Enfants malades.

Dr H. LEGRAND.

MENUS ET RECETTES

DE

CUISINE DIÉTÉTIQUE

I

RÉGIME DES ENFANTS TUBERCULEUX

Les éléments essentiels du traitement hygiénique de la tuberculose sont : la suralimentation, la cure à l'air libre, le régime du repos.

La suralimentation doit être la principale et incessante préoccupation du médecin, car elle doit être méthodiquement dirigée pour ne pas être inutile ou dangereuse. Il faut chercher à obtenir le maximum d'effets nutritifs en limitant au minimum la fatigue des voies digestives. Pour ce, on aura recours à l'alimentation fractionnée, à la répartition des aliments en repas nombreux quoique suffisamment espacés ; on s'adressera aux aliments les plus digestibles et les plus facilement assimilables.

Bouillons. — Le bouillon est un excitant de la secrétion gastrique ; sa faible valeur nutritive peut être augmentée par de nombreuses techniques culinaires. Les bouillons ou consommés de bœuf et de volailles peuvent être additionnés de pulpe de viande crue, de jaunes d'œufs, de pâtes ou farines diverses, etc. Les potages maigres, sous forme de veloutés, potages-crèmes, potages-purées, panades, sont des excitateurs de l'appétit des tuberculeux et de véritables aliments.

Hors-d'œuvre. — Les hors-d'œuvre sont des excitants des glandes pepsinogènes.

Œufs. — Les œufs ont le double avantage de fournir à la fois des albuminoïdes et des graisses ; le jaune constitue une source abondante de phosphore assimilable. Leur pouvoir nutritif est accru par l'addition dans les préparations culinaires de pulpe de viande, de purées de cervelles, ris, volailles, poissons, légumineuses, légumes frais, etc.

Viandes. — La viande de boucherie *crue* est un excellent aliment qui se digère trois fois plus vite que la viande cuite et même que la viande rôtie saignante ; bien supportée, elle améliore la nutrition du tuberculeux. L'administration du *suc musculaire* et de la *poudre de viande* permet de varier l'alimentation carnée du tuberculeux.

Les préparations culinaires des viandes permises aux tuberculeux sont fort nombreuses : viandes de boucherie noires et blanches, cervelles et ris, volailles, faisan, perdreau, mauviettes, poissons, etc., peuvent recevoir de multiples apprêts qui en augmentent la sapidité, la digestibilité et la valeur nutritive ; des recettes variées permettent de donner aux enfants ces aliments triturés à l'avance.

Pâtes et légumes. — Les pâtes alimentaires, le riz, les féculents riches en azote constituent de précieux adjuvants de la suralimentation.

Les légumes verts sont utiles à cause de leurs propriétés laxatives et reminéralisantes.

Pain. — Le pain rassis, grillé, est le meilleur (croûte de préférence) ; biscotte, grissini, zwiéback.

Entremets et desserts. — Les entremets au riz, les puddings, les crèmes, les biscuits et gâteaux divers, les flans et tartelettes de fruits sont à la fois des condiments et des aliments des plus utiles ; le sucre et les œufs qui entrent dans leur composition sont des agents d'engraissement.

Fromages. — Ce sont des aliments très nutritifs et peptogènes ; ils possèdent une action stimulante qui favorise la digestion du lait et des féculents (fromages à la crème, petits suisses, gervais, gruyère).

Fruits. — Les fruits frais (raisin, pêche, banane, datte, fraise, etc.), les compotes, marmelades et gelées, sont des aliments d'épargne et des générateurs d'énergie ; les fruits secs, dont la valeur alimentaire est élevée, ne sont tolérés que s'ils sont digérés (noix, noisettes, amandes, noix de coco, etc.)

Boissons. — Le lait, le lait caillé, le petit lait, le képhyr, le koumys, le café, le chocolat, le cacao, le thé, la bière maltée, les décoctions de céréales, les vins vieux de Bordeaux, les limonades et sirops de fruits, les infusions chaudes de camomille, de fleurs d'oranger permettent de répondre aux besoins alimentaires du tuberculeux. Les eaux de Saint-Galmier et de Pougues Saint-Léger ont une valeur recalcifiante qui autorise à les recommander entre les repas.

Menus hebdomadaires

POUR

Grands Enfants prétuberculeux et tuberculeux.

RÉGIME ALIMENTAIRE

Premier repas (*7 h. 1/2 du matin*).

Au choix : chocolat au lait, cacao au lait, cacao à l'avoine, thé au lait, 1 œuf à la coque, servis avec pain grillé et beurre frais.

Deuxième repas (*10 heures du matin*).

Au choix : jambon, viande froide, jus de viande, œufs

crus, jaunes d'œufs délayés dans du lait sucré ou du bouillon.

Pain grillé avec beurre frais ou miel.

Troisième repas (*midi 1/2*).

Voir ci-dessous Menus hebdomadaires.

Quatrième repas (*4 heures du soir*).

Au choix : lait, jus de viande, pain avec beurre, fromages, ou : bouillie au lait avec farines d'avoine, froment, orge, maïs, lentilles, etc., ou cacao au lait.

Cinquième repas (*6 heures 1/2 du soir*).

Voir Menus hebdomadaires.

Sixième repas (*9 heures ou nuit*).

1 verre de lait chaud sucré.

MENUS HEBDOMADAIRES

Dimanche.

Déjeuner.	Diner.
1 tartine de moelle aux anchois.	80 gr. potage crème d'orge à la pulpe de viande.
80 gr. gigot rôti.	2 œufs à la coque.
60 gr. purée de haricots rouges.	50 gr. de pain d'épinards.
40 gr. pudding de semoule.	1 pomme au four.
Pain grillé : 60 gr.	Pain grillé : 60 gr.
Eau vineuse ou bière maltée : 1 verre.	Décoction de céréales : 1 verre.

Lundi.

Déjeuner.	Dîner.
1 sardine à l'huile.	80 gr. potage velouté de
1 tournedos au rizotto.	volaille.
1 pot de crème au chocolat.	2 œufs en cocotte au jambon.
1 grappe de raisin.	50 gr. purée de carottes
	à la crème.
	1 tartelette aux bananes
	et aux fraises.
Pain grillé : 60 gr.	Pain grillé : 60 gr.
Boisson : 1 verre.	Décoction de céréales :
	1 verre.

Mardi.

Déjeuner.	Dîner.
1 cassolette aux laitues.	80 gr. potage purée
80 gr. filets de truite grillés.	de haricots secs.
60 gr. macaroni à l'Italienne.	1 cervelle de mouton
1 madeleine.	au beurre.
1 pêche bien mûre.	60 gr. pudding de semoule.
	1 grappe de raisin.
Pain grillé : 60 grammes.	Pain grillé : 60 gr.
Boisson : 1 verre.	Boisson : 1 verre.

Mercredi.

Déjeuner.	Dîner.
1 tartine de viande crue	80 gr. potage crème
à la mayonnaise.	de légumes frais.
80 gr. pigeon rôti.	Omelette (2 œufs) à la pulpe
60 gr. purée de pois frais.	de viande.
1 pot de crème à la vanille.	50 gr. pommes au riz.
	30 gr. fromage frais
	à la crème.
Pain grillé : 60 gr.	Pain grillé : 60 gr.
Boisson : 1 verre.	Boisson : 1 verre.

Jeudi.

Déjeuner.

50 gr. jambon d'York.
1 coquille de cervelle.
50 gr. purée de lentilles
à la crème.
50 gr. compote de pruneaux.
Pain grillé : 60 gr.
Boisson : 1 verre.

Dîner.

80 gr. consommé aux pâtes.
50 gr. blanc de poulet rôti.
50 gr. fonds d'artichauts
au gratin.
1 tartelette aux fruits.
Pain grillé : 60 gr.
Boisson : 1 verre.

Vendredi.

Déjeuner.

1 cassolette au parmesan.
60 gr. brochet au court-
bouillon.
60 gr. nouillettes au beurre.
1 banane.
40 gr. fromage frais
à la crème.
Pain grillé : 60 gr.
Boisson : 1 verre.

Dîner.

80 gr. velouté de légumes
frais à la farine d'avoine.
2 œufs brouillés à la purée
de légumineuses.
40 gr. de mousse au chocolat.
1 pêche bien mûre.

Pain grillé : 60 gr.
Boisson : 1 verre.

Samedi.

Déjeuner.

1 petit maquereau à l'huile.
60 gr. ris de veau
à la poulette.
60 gr. purée de pois cassés
aux jaunes d'œufs.
1 pot de crème au café.
Pain grillé : 60 gr.
Boisson : 1 verre.

Dîner.

80 gr. potage printanier
à l'allemande.
2 œufs en cocotte à la pulpe
de viande.
50 gr. gâteau de riz.
1 grappe de raisin.
Pain grillé : 60 gr.
Boisson : 1 verre.

Recettes culinaires.

POTAGES

Potages gras.

Bouillon de bœuf.

Empoter dans une grande marmite 2 kilogr. de gîte à
la noix, 1 kilogr. 500 d'os charnus ; ajouter 7 litres d'eau.
Faire partir en plein feu ; écumer, ajouter 35 gr. de gros
sel, 600 gr. de carottes, 450 gr. de navets, 300 gr. de
poireaux, 30 gr. de céleri. Placer sur le coin du fourneau.
Faire cuire à faible ébullition pendant 5 heures. Dégraisser et passer le bouillon à la serviette trempée à l'eau
bouillie froide et égouttée par torsion.

Consommé ordinaire.

Hacher 250 gr. de bœuf parfaitement dégraissé ; mettre ce hachis dans une casserole avec 60 gr. de carottes,
60 gr. de poireaux coupés en dés. Mélanger un blanc
d'œuf à la viande et aux légumes. Mouiller avec 2 litres
1/2 de bouillon tiède. Faire bouillir en plein feu en
remuant et laisser cuire doucement pendant 1 h. 1/2.
Dégraisser à la serviette pour servir.

Bouillon de bœuf et de poulet.

Mettre dans une casserole 150 gr. de maigre de bœuf
et 150 gr. de volaille hachés, 50 gr. de carottes, 50 gr.
de poireaux coupés en dés, et 9 gr. de sel. Mouiller d'un
litre d'eau. Faire partir en plein feu et laisser cuire lentement 50 minutes. Dégraisser à la serviette.

Bouillon de volaille.

Vider, flamber, brider un poulet moyen (1 kilogramme). Hacher les abatis du poulet, les mettre dans une casserole avec 80 gr. de carottes, 80 gr. de poireaux ; ajouter 8 gr. de sel et mouiller de 1 litre 1/2 de bouillon de bœuf. Faire bouillir, écumer et ajouter le poulet bridé. Laisser cuire 1 heure à faible ébullition. Passer le bouillon à la serviette pour servir.

Bouillon de pigeon.

Vider, flamber, brider un jeune pigeon ; hacher le cou, la tête, les pattes et le gésier ; empoter le hachis dans une casserole avec 50 gr. de carottes, 50 gr. de poireaux coupés en dés, mouiller de 8 décilitres d'eau. Faire bouillir en plein feu. Ajouter le pigeon bridé et 6 gr. de sel. Laisser cuire doucement pendant 50 minutes. Passer et dégraisser à la serviette pour servir.

Bouillons à la pulpe de viande crue
(BŒUF, VOLAILLE)

Attendre pour y verser la viande crue que le bouillon soit refroidi au-dessous de 40° (vérifier la température avec un thermomètre à alcool).

Panade au bouillon.

Rompre en fragments 150 gr. de pain de ménage rassis ; le mettre dans une casserole avec 1/2 litre de bouillon de bœuf ou de volaille. Faire cuire à feu lent pendant 35 minutes.

Consommé aux œufs pochés.

Faire pocher deux œufs très frais. Les égoutter, les parer et les servir dans 4 décilitres de consommé.

Consommé aux pâtes.
(VERMICELLE ET PATES D'ITALIE)

Verser en pluie 60 gr. de l'une des pâtes par litre de potage bouillant et laisser cuire 10 minutes.

Consommé au tapioca, au sagou, aux perles, etc.

Faire bouillir le consommé, verser la pâte en pluie à raison de 3 cuillerées par litre de liquide. Laisser cuire lentement de 15 à 20 minutes.

Consommé au pain grillé.

Couper en tranches minces une flûte à potage ; les faire bien griller au four et les servir en même temps que le consommé.

Bouillie de farine d'orge au consommé.

Délayer dans une petite casserole 2 cuillerées de farine d'orge avec 6 décilitres de consommé. Mettre bouillir en remuant pour bien opérer le mélange, ajouter une pincée de sel. Laisser cuire à faible ébullition pendant 30 minutes. Passer à la passoire fine, ajouter 30 gr. de beurre frais pour servir.

Bouillon à la marmite américaine.
(THÉ DE BŒUF)

600 gr. de bœuf maigre, 1 carotte, 1 navet, un blanc

de poireau ; 1 décilitre d'eau, une pincée de sel. Mettre le tout dans la boule, la visser, la plonger dans une marmite renfermant de l'eau ; au bout de 4 à 5 heures d'ébullition, servir quelques cuillerées de ce bouillon très concentré passé à la serviette.

Potage gras à la purée de marrons.

Choisir de beaux marrons, les éplucher, les faire blanchir à l'eau bouillante, les émonder. Les faire cuire dans du consommé, passer la purée au tamis et faire chauffer sans laisser bouillir ; ajouter un peu de beurre frais pour servir.

Potage printanier à l'Allemande.

Faire dégorger quelques cuillerées d'orge perlé ; mettre cuire pendant 5 heures dans du bon consommé. Passer à l'étamine ; ajouter à la purée d'orge des légumes nouveaux cuits à part. Au moment de servir, lier le potage avec 1/2 verre de crème double.

Velouté de volaille.

Mettre dans une casserole 10 gr. de beurre et une cuillerée d'arrow-root. Faire fondre à chaleur douce en remuant à la cuillère. Ajouter 1/2 litre de bouillon de poulet tiède. Faire cuire 12 minutes.

On peut ajouter au potage de la chair de volaille préalablement cuite pendant 30 minutes et finement tamisée.

On peut, pour varier les bases d'apprêts, préparer les veloutés avec de la farine de riz, d'orge, ou d'avoine.

Velouté de pigeon.

Procéder comme pour le velouté de volaille.

Potage crème de volaille.

Lever les blancs d'une volaille cuite, les tamiser finement. Mouiller la purée obtenue avec 1/2 litre de bon bouillon tiède de volaille, et ajouter hors du feu 2 jaunes d'œufs et 20 gr. de beurre frais au moment de servir.

Potage crème d'orge à la viande crue.

Préparer 2 décilitres de crème d'orge. Mélanger au potage tiède 30 à 50 gr. de pulpe de viande crue passée au tamis.

Velouté de légumes frais à la farine d'avoine.

Délayer 1 cuillerée de farine d'avoine dans 6 décilitres de bouillon. Faire bouillir; ajouter 4 fonds d'artichauts cuits et réduits en purée. Laisser cuire 25 minutes. Passer au tamis fin. Lier avec 2 jaunes d'œufs et 20 gr. de beurre frais pour servir.

On peut préparer de même des veloutés de petits pois frais, flageolets, carottes, épinards, poireaux, choux-fleurs, etc.

Bouillon aux pommes de terre et à l'orge perlé.

Préparer 4 décilitres de purée de pommes de terre ; ajouter 2 cuillerées d'orge perlé cuit au bouillon, et lier d'1 jaune d'œuf au moment de servir.

Potages maigres.

Potage crème de légumes frais.

Passer au tamis quelques laitues échaudées à l'eau bouillante . Mouiller la purée de laitues avec 4 décilitres de lait ; faire bouillir. — Délayer 2 cuillerées de crème de riz dans 1 décilitre de lait froid ; ajouter cette prépation au potage bouillant ; laisser cuire 20 minutes, et lier avec 2 jaunes d'œufs pour servir.

Panade au lait.

Rompre en fragments 125 gr. de pain rassis, le faire tremper dans 4 décilitres de lait, une pincée de sel. Mettre cuire à feu doux pendant 30 minutes. Remuer souvent pour bien mélanger. Passer au tamis fin et ajouter 20 gr. de beurre frais pour servir.

Potage purée de haricots secs.

Faire tremper les haricots à l'eau froide pendant 10 heures, les égoutter ; les mettre cuire à l'eau froide salée. Dès l'ébullition, écumer ; laisser cuire lentement jusqu'à cuisson complète ; égoutter, tamiser et mettre au point voulu avec l'eau de cuisson ou avec du lait ou du bouillon.

Potage purée de pois ou de lentilles.

Même méthode que ci-dessus.

On peut ajouter aux potages-purées 80 à 100 gr. de beurre par litre de potage.

Potage maigre à la purée de marrons.

Même procédé que pour le potage gras à la purée de marrons : remplacer le consommé par du lait.

Potage aux poireaux et pommes de terre.

Quantité égale de poireaux et de pommes de terre ; les couper en morceaux et les faire cuire à l'eau ; passer le tout, ajouter au bouillon ainsi obtenu une pâte quelconque ; dans le fond de la soupière mettre 1 jaune d'œuf, (ou 1 verre de crème) et un morceau de beurre.

Bouillons avec garnitures.

Bouillon aux quenelles de cervelles.

Hacher finement 50 gr. de cervelle (de mouton ou de veau), lui ajouter 50 gr. de panade au lait, 1 jaune d'œuf une pincée de sel, une pincée de muscade, bien mélanger ; former avec cette pâte des petites boules bien régulières ; les jeter dans 1/2 litre de bouillon porté à l'ébullition, et lorsqu'elles ont reparu à la surface les laisser bouillir 5 à 6 minutes avant de servir le potage.

Quenelles de veau à la crème.

Tamiser 150 grammes de maigre de veau, y ajouter 1 blanc d'œuf, une pincée de sel, bien mélanger et mettre reposer au frais 2 heures. Incorporer sur glace 2 décilitres de crème fraîche et façonner des quenelles que l'on fera pocher à couvert 8 minutes.

Les quenelles de veau peuvent être servies avec des potages, sur des purées de légumes, de volaille, etc.

Quenelles de moëlle de bœuf.

Laver 100 gr. de moëlle de bœuf ; la mélanger à une panade à quenelles faite avec 100 gr. de pain (refroidie), 1 décilitre de lait, 1 jaune d'œuf, un peu de sel. Laisser

reposer la préparation 1 heure avant de former les quenelles, que l'on fera pocher 8 minutes.

Quenelles de moëlle au jambon.

Procéder comme ci-dessus. Employer 50 gr. de jambon et 50 gr. de moëlle pour confectionner les quenelles.

Quenelles de veau à la panade.

Faire un mélange avec 125 gr. de maigre de veau
tamisé et 50 gr. de panade. Façonner des quenelles avec
la cuiller à potage. Faire cuire ces quenelles 8 minutes
à l'eau bouillante salée.

Panade pour quenelles.

Mouiller 200 gr. de pain rassis de 2 décilitres de lait
bouillant, assaisonner de sel et laisser tremper. Mettre
cuire jusqu'à ce que le mélange soit bien desséché.
Laisser refroidir avant d'employer.

HORS-D'ŒUVRE

Hors-d'œuvre froids.

Sont permis aux enfants tuberculeux : sardines à
l'huile, thon à l'huile, petits maquereaux à l'huile,
anchois, caviar, jambon, huîtres, crevettes, olives au
naturel, olives farcies au beurre d'anchois.

Cassolettes au jambon.

Délayer 3 jaunes d'œufs crus dans 4 cuillerées de
bouillon de bœuf ou de volaille ; tamiser ; ajouter à cette
préparation 1 cuillerée de maigre de jambon d'York
cuit finement haché. Placer le mélange dans des casso-

lettes en porcelaine à feu ; faire cuire au bain-marie. Laisser refroidir pour servir.

Viande crue au beurre de sardine.

Mélanger intimement des sardines à l'huile à du beurre frais ; mêler le tout avec la viande crue, et étendre sur du pain pour préparer des tartines ou des sandwichs.

Moëlle aux anchois.

Piler des anchois débarrassés de leur peau, de leurs arêtes, de l'excès de sel qu'ils renferment (faire tremper 2 heures). Mélanger ces anchois pilés à la moëlle bien écrasée ; étaler sur des tartines de pain.

Tartines de moëlle de veau.

Faire des rôties de pain ; pendant qu'elles sont bien chaudes, étaler dessus la moëlle de veau, saler.

Pour la cuisine des tuberculeux, employer de préférence le sel gris moulu à l'égrugeoir.

Préparation de la pulpe de viande crue.

1° Choisir de préférence de la viande de mouton ou de bœuf (ou de cheval) ;

2° Parer et dégraisser toute viande destinée à être administrée crue. Pour obtenir 100 gr. de viande passée au tamis, il faut compter 150 gr. de viande désossée (filet, contre-filet, tranche maigre) ;

3° Ne préparer la viande crue râpée et tamisée que fort peu de temps avant de la donner au malade. En été surtout, cette recommandation est importante.

Pour *râper*, se servir d'une petite plaque de marbre encastrée dans une planche de hêtre épaisse, à plan légèrement incliné.

Pour *piler*, se servir d'un petit mortier en marbre blanc, avec pilon en bois dur.

Pour *tamiser*, se servir d'un tamis en toile métallique montée sur un cercle en fer étamé muni d'une clé pour pouvoir tendre la toile.

Pour *doser*, se servir d'une série de cassolettes en porcelaine de contenances graduées.

Suc musculaire.
(PRÉPARATION DOMESTIQUE)

Pour préparer le suc musculaire, on prend de la viande de mouton ou de bœuf finement hachée ; on la fait mariner 3/4 d'heure dans 1/4 environ de son poids d'eau froide préalablement bouillie ; puis on soumet le tout, viande et eau, à l'action d'une presse de ménage ; on comprime aussi fortement que possible ; on obtient ainsi, pour 100 gr. de viande, environ 15 à 20 centimètres cubes de suc musculaire.

Très rapidement altérable, ce suc doit être pris aussitôt préparé ; on l'administre de préférence une demi-heure avant le déjeuner, en nature, ou additionné d'une petite quantité de sel, ou de jus de citron, ou mêlé à du bouillon très concentré ou à de la purée de lentilles. La quantité à donner est de 15 centimètres cubes par kilogr. du poids du malade.

Suc musculaire.
(RECETTE DE LEUB ET ROSENTHAL)

Hacher finement 500 gr. de bœuf cru, grillé une minute sur un côté seulement ; mettre dans une bouteille avec 1/2 litre d'eau additionnée de 5 gouttes d'acide chlorhydrique ; laisser reposer pendant une nuit sur glace. Le lendemain, mettre la bouteille pendant 2 heures au bain-marie tiède à 35°. Vider sur un tamis ou une étamine, et bien exprimer le contenu, qui doit être pris en trois fois dans la journée.

Jus de viande préparé à froid.

Faire macérer à froid 100 grammes de pulpe de viande dans 100 grammes de bouillon de bœuf ou de légumes. Exprimer à la serviette.

Poudre de viande.

(PRÉPARATION DOMESTIQUE)

1° Râper la viande de mouton ;

2° La mettre sécher au bain-marie dans un plat creux maintenu à la surface d'un vase rempli d'eau qu'on réchauffe :

3° Broyer au mortier la viande, lorsqu'elle est tout à fait sèche, ou la passer plusieurs fois au moulin à café, en ayant soin de serrer progressivement la vis, de façon à obtenir une poudre très fine.

La poudre de viande peut s'obtenir avec des viandes très cuites, rôties ou bouillies (poulet, veau) : il suffit de les passer au pulpeur mécanique, après les avoir préalablement débarrassées de : graisse, aponévroses, vaisseaux, etc.

La poudre de viande s'administre avec : bouillon dégraissé et peu salé, lait sucré, bouillies, purées de légumes claires, ou en grogs, ou délayée dans un peu d'eau de Vals ou d'eau de Vichy.

Sandwichs à la viande crue.

Tartiner d'une couche de viande crue, passée au tamis

fin, des tranches minces de pain de mie (pain anglais).
Réunir ces tranches deux à deux, les souder en appuyant,
et servir aussitôt.

Un sandwich de 10 centimètres carrés peut recevoir
30 grammes de viande. Ces sandwichs, qui peuvent être
servis avec du thé, seront garnis de : jaunes d'œufs durs
hachés, maigre de jambon cuit haché, feuilles de cresson
mélangés à de la sauce mayonnaise.

Boulettes et pastilles à la viande crue.

Hacher ou râper la viande, la diviser en petites boules
de 8 à 10 grammes que l'on roulera une à une dans du
maigre de jambon cuit finement haché.

Pour obtenir des *pastilles*, aplatir légèrement les boulettes.

Les boulettes et pastilles de viande crue (salée ou sucrée)
s'administrent avec : potages tièdes, œufs brouillés,
purées de légumes, confitures, gelé es ou marmelades,
cacao à l'eau.

Canapés à la viande crue.

Faire colorer sur le gril des tranches de pain anglais
taillés rectangulairement ; les tartiner de viande crue.

· Eclairs à la viande crue.

Avec de la pâte à choux préparer des éclairs de petite
dimension. Les faire cuire, et, sitôt refroidis, les fendre
sur un côté et les remplir d'une cuillerée de pulpe de
viande additionnée de gelée de fruits. Les éclairs peuvent contenir de 30 à 50 grammes de viande crue.

Pâte à choux. — Mettre dans une casserole à bords
élevés 2 décilitres de lait, 50 grammes de beurre,
3 grammes de sel. Faire bouillir. Ajouter 125 grammes

de farine tamisée. Mélanger à la spatule en plein feu jusqu'à ce que la pâte se détache des parois de la casserole. Ajouter un à un hors du feu 4 œufs bien frais en remuant toujours pour bien mélanger.

Conserve de Damas (*à manger à la cuillère*).

Filet de bœuf, 60 grammes : — sel marin, 1 gramme : — gelée de fruits, 500 grammes.

Marmelade de viande (*à manger à la cuillère*).

Viande crue râpée, 100 grammes ; — sucre pulvérisé, 40 grammes ; — vin de Banyuls, 50 grammes ; — teinture de cannelle, 3 grammes.

Looch à la viande crue.

Viande crue pulpée, 50 grammes ; — amandes douces mondées, 15 grammes ; — sucre blanc, 16 grammes ; — amandes amères, 1 gramme.

Piler dans un mortier de marbre, ajouter la quantité d'eau nécessaire et faire une émulsion.

Viande crue à la mayonnaise.

Faire une mayonnaise à laquelle on mélange intimement la pulpe de viande. Servir après avoir garni de persil ou de cresson hachés.

Viande crue à la mayonnaise et à l'œuf dur.

Faire une mayonnaise ; étendre une couche de sauce sur l'assiette, puis sur la sauce un lit de viande crue, sur la viande une seconde couche de sauce ; couvrir celle-ci avec du jaune d'œuf cuit passé au tamis.

Hors-d'œuvre chauds.

Cassolettes aux épinards.

Tamiser 250 gr. d'épinards (cuits à l'eau salée), leur

ajouter 2 jaunes d'œufs, 30 gr. de parmesan râpé ; 1 blanc
d'œuf fouetté très ferme ; mélanger. Remplir de la préparation des petits moules à cassolettes légèrement beurrés. Cuire au four 10 minutes. Servir très chaud.

Cassolettes à la purée de carottes.

Tamiser finement 50 gr. de carottes cuites au bouillon
(on peut employer les carottes du pot-au-feu). Lier la
purée de 2 jaunes d'œufs ; ajouter 2 cuillerées de lait ou
de bouillon, une pincée de sel ; mélanger. Remplir de
la préparation des petites cassolettes, et faire cuire au
bain-marie à chaleur douce.

Cassolettes aux laitues.

Procéder comme ci-dessus : remplacer la purée de carottes par une laitue blanchie, cuite au bouillon et tamisée.

Cassolettes au parmesan.

Délayer 3 jaunes d'œufs crus dans 4 cuillerées de bouillon, ajouter 25 gr. de parmesan râpé, une pincée de sel,
bien mélanger sans grumeaux. Faire cuire comme ci-
dessus.

Cassolettes au ris de veau.

Passer au tamis fin 100 gr. de ris de veau (cuit au
bouillon), ajouter 2 jaunes d'œufs, 1 blanc fouetté ferme ;
mélanger. Placer la préparation dans des petits moules à
cassolettes légèrement beurrés. Cuire au four 10 minutes.

On peut remplacer la purée de ris par une purée de
volaille.

Ramequins.

Préparer une pâte à choux (voir recette des éclairs à

la viande crue). Ajouter 70 grammes de gruyère râpé. Faire cuire sur plaque au four.

Barquettes et tartelettes.

Pâte pour tartelettes ou barquettes. — Mettre 250 gr. de farine en cercle sur une table. Placer au milieu 100 gr. de beurre, 5 gr. de sel, 1 décilitre d'eau ; mélanger, fraiser à deux reprises. Mettre la pâte en boule, la placer dans un linge, la laisser reposer au frais quelques heures avant de l'employer.

Barquettes à la Piémontaise.

Faire cuire sans être garnies 6 petites barquettes préparées avec de la pâte comme ci-dessus. Les remplir après cuisson de 2 décilitres de rizotto au parmesan et additionné d'une cuillerée de maigre de jambon cuit finement haché.

Barquettes à la Milanaise.

Cuire les barquettes non garnies ; après cuisson, les remplir de macaroni cuit coupé en petits dés, et lié au parmesan râpé.

Tartelettes à la purée de viande.

Préparer les tartelettes avec la pâte indiquée ci-dessus ; les cuire non garnies ; après cuisson, les remplir de pulpe de viande crue liée à la sauce tomate.

On peut garnir les tartelettes de purées de poissons, volailles, légumes cuits et tamisés. Ces purées pourront être additionnées de beurre et liées aux œufs.

ŒUFS

Œufs à la coque.

Mettre 2 œufs dans une casserole ; verser dessus 1 litre d'eau bouillante, couvrir la casserole et laisser pocher 4 minutes.

Œufs mollets à la purée de carottes.

Dresser 2 œufs mollets sur 2 décilitres de purée de carottes.

On peut préparer de la même façon les œufs mollets sur purée de chicorée, d'endives, d'épinards, ou sur rizotto à la Piémontaise.

Œufs pochés à la purée de volaille.

Placer 2 œufs pochés sur 2 cuillerées de purée de volaille, ou de poissons, ou de cervelle, de ris, etc.

Œufs pochés aux purées de légumineuses.

Placer 2 œufs pochés sur quelques cuillerées de purée de haricots, pois, lentilles.

Œufs pochés aux purées de légumes frais.

Placer 2 œufs pochés sur 2 décilitres de purée de légumes frais : épinards, chicorée, fonds d'artichauts, petits pois, etc.

Jaunes d'œufs pochés.

Choisir des œufs du jour ; faire pocher le jaune de l'œuf comme les œufs entiers.

Les jaunes d'œufs pochés peuvent se servir sur les mêmes mets.

Œuts en cocotte au jambon.

Mettre une cuillerée de maigre de jambon cuit finement haché dans le fond d'une cocotte légèrement beurrée, ajouter l'œuf. Faire cuire au bain-marie ou au four pendant 5 à 6 minutes.

Œufs en cocotte à la purée de cervelle.

Mettre une cuillerée de purée de cervelle de veau dans le fond d'une cocotte légèrement beurrée ; ajouter l'œuf. Faire cuire comme ci-dessus.

Purée de cervelle de veau. — Faire cuire la cervelle, l'égoutter, la tamiser ; ajouter à la purée obtenue un peu de beurre frais ou 2 cuillerées de sauce blanche.

Œufs en cocotte à la purée de poissons.

Placer une cuillerée de purée de poisson dans le fond de la cocotte beurrée ; ajouter l'œuf. Cuire comme précédemment.

Œufs en cocotte à la pulpe de viande.

Casser un œuf dans le fond d'une cocotte légèrement beurrée. Après cuisson placer sur l'œuf une cuillerée de pulpe de viande de bœuf tamisée.

Œufs mollets au naturel.

Plonger les œufs à l'eau bouillante, laisser cuire pendant 6 minutes. Egoutter les œufs, les rafraîchir, les écailler, et les conserver dans de l'eau tiède salée.

Œufs brouillés à la pulpe de viande.

Préparer 2 œufs brouillés au naturel; leur ajouter hors du feu une forte cuillerée de pulpe de viande de bœuf finement tamisée.

Œufs brouillés au jambon.

Préparer 2 œufs brouillés au naturel; ajouter au dernier moment une cuillerée de maigre de jambon cuit finement haché.

Œufs brouillés aux purées de légumineuses.

Préparer 2 œufs brouillés au naturel; ajouter au dernier moment 2 cuillerées de purée de légumineuses. Servir dans un légumier tiède.

Omelette à la pulpe de viande.

Préparer une omelette de 2 œufs au naturel; la garnir, avant de la plier, d'une cuillerée de pulpe de viande tamisée.

Omelette à la purée de cervelle, ris, etc.

Préparer une omelette de 2 œufs; avant de la plier, la garnir d'une forte cuillerée de purée de cervelle; servir avec cordon de sauce blanche autour de l'omelette.

Même méthode pour omelette aux purées de ris, poissons, volaille, etc.

Omelette aux crevettes.

Préparer une omelette de 2 œufs au naturel. La garnir avant de la plier d'une cuillerée de queues de crevettes mélangées à une cuillerée de sauce béchamel épaisse.

Omelette aux purées de légumineuses.

Farcir une omelette de 2 œufs de 2 fortes cuillerées de purée de pois secs ou haricots, lentilles, etc.

Omelette aux purées de légumes frais.

Préparer une omelette de 2 œufs au naturel ; avant de la plier, la garnir de 2 fortes cuillerées de purée de légumes frais : petits pois, carottes, endives, laitues, chicorée, épinards. Pour servir, entourer l'omelette d'un cordon de sauce blanche.

Œufs à la Berrichonne.

Faire durcir 2 œufs, les couper en deux transversalement selon leur petit axe. Mélanger à part la moitié des jaunes d'œufs avec le plus possible de viande crue ; se servir de cette farce pour garnir les blancs durcis.

Mettre dans un plat un morceau de beurre ; quand il est chaud, y placer les œufs garnis et les arroser avec l'autre partie des jaunes durcis mélangée avec de la crème fraîche ; servir aussitôt.

VIANDES DE BOUCHERIE

Bœuf.

Filet de bœuf rôti à la broche.

Parer et dénerver le filet, le fixer à la broche, le badigeonner d'une légère couche de beurre, le faire cuire à feu vif 18 minutes au kilogr. Laisser reposer 5 minutes avant de servir. Saler ; servir le jus bien dégraissé à part.

Filet de bœuf rôti au four.

Parer et dénerver le filet de bœuf, le piquer de lard fin, le placer sur une grille à pied pour l'isoler de la plaque de cuisson, arroser le rôti avec le jus de cuisson, saler et servir avec le jus bien dégraissé à part.

Tranche de filet grillé.

Couper une tranche transversale de cœur de filet de bœuf de 150 gr., la parer, l'aplatir légèrement, la mettre griller à feu vif pendant 6 minutes.

Tranche de filet de bœuf grillé au beurre d'anchois.

Faire griller la tranche de filet ; la servir avec un peurre d'anchois.

Beurre d'anchois : 8 anchois pilés avec 45 gr. de beurre ; passer au tamis.

Tranche de filet de bœuf grillé au beurre de hareng.

Faire griller la tranche de filet ; la servir avec un beurre de hareng.

Beurre de hareng : 50 gr. de filet de harengs pilés avec 120 gr. de beurre ; tamiser.

Faux-filet rôti.

Parer minutieusement la viande avant de la mettre cuire. Même temps de cuisson que pour le filet de bœuf.

Filet et faux-filet avec garnitures.

Servir en même temps que le bœuf rôti : des purées de légumes, des pâtes diverses au naturel, au fromage, au rizotto.

Il est préférable de servir ces garnitures à part.

Entrecôte grillée.

Même procédé que pour le filet grillé.

Tournedos grillé.

Couper dans le filet une tranche de 100 gr., la parer en forme ronde, et la faire griller sur feu vif.

Tournedos aux épinards et au jaune d'œuf.

Assaisonner de sel un tournedos, le faire sauter vivement en le tenant très saignant.

Garnir le fond d'une cocotte à œufs d'une cuillerée de purée d'épinards, placer dessus le tournedos et ensuite un jaune d'œuf cru. Faire cuire, au bain-marie au four, le temps de saisir le jaune d'œuf.

Tournedos au rizotto.

Faire griller et assaisonner de sel un tournedos ; le servir sur 2 décilitres de rizotto au parmesan additionné d'une cuillerée de maigre de jambon haché.

Beefsteak vénitien.

Mélanger 125 gr. de bœuf haché ou mieux de pulpe, 25 gr. de moëlle, et une pincée de sel. Former des sortes de croquettes plates et les griller comme les beefsteaks ordinaires.

Côtelette de bœuf en poudre.

Même préparation que pour le beefsteak vénitien (avec ou sans moëlle) ; seulement elle prend la forme d'une côtelette.

Petit filet haché à la cervelle.

Hacher une tranche de 100 gr. de filet de bœuf, lui ajouter le tiers de son poids de purée de cervelle de veau et un jaune d'œuf cru. Façonner en forme ronde, et faire sauter vivement au beurre.

Petit filet haché au jambon.

Hacher une tranche de 100 gr. de filet de bœuf, lui ajouter une cuillerée de maigre de jambon cuit haché. Façonner en forme ronde et faire sauter vivement.

Veau.

Rôtis de veau.

Choisir de préférence le carré, la selle, le filet. — La méthode de cuisson du veau rôti est semblable à celle décrite pour le filet de bœuf. Temps de cuisson : 35 ou 40 minutes au kilogr.

Ris de veau à la poulette.

Mettre dégorger à l'eau froide une noix de ris de veau. La mettre dans une casserole avec 8 décilitres d'eau froide et une pincée de sel. Faire partir en plein feu. Dès les premiers bouillons, retirer, mettre rafraîchir, égoutter et supprimer les cornets et autres parties dures. Mettre cuire le ris de veau dans 3 décilitres de bouillon. Faire partir en plein feu, et laisser cuire à petite ébullition pendant 45 minutes. Après cuisson, égoutter et conserver le ris à l'entrée du four. Faire réduire la cuisson de moitié, la lier de 3 jaunes d'œufs, ajouter 15 gr. de beurre frais. Passer à la mousseline, et verser la sauce sur le ris de veau pour servir.

Ris de veau aux épinards.

Faire cuire le ris de veau comme ci-dessus; le servir sur une purée d'épinards.

Ris de veau aux carottes.

Faire cuire le ris de veau comme il est dit à la recette du ris de veau à la poulette. Ajouter 200 grammes de carottes émincées ; égoutter le ris, le conserver au chaud. Passer la cuisson et les carottes au tamis, faire réduire en plein feu, et lier de deux jaunes d'œufs ; ajouter 15 gr. de beurre frais. Verser cette purée de carottes sur le ris de veau.

Ris de veau grillé.

Le ris de veau étant dégorgé, blanchi, rafraîchi, le parer, le piquer de lard fin, l'assaisonner de sel, et le faire griller à feu modéré. Le servir au naturel, ou avec des légumes frais ou purées de légumes.

Cervelle de veau à la sauce blanche.

Faire dégorger une cervelle à l'eau froide, la nettoyer avec soin. La mettre dans une casserole avec 6 décilitres d'eau froide, un peu de jus de citron et une pincée de sel. Faire partir en plein feu, et laisser cuire à faible ébullition pendant 18 minutes. Egoutter, napper la cervelle de 2 décilitres de sauce blanche.

Cervelle de veau à l'allemande.

Cuire la cervelle comme précédemment ; l'égoutter, la napper de 2 décilitres de sauce allemande.

Purée de cervelle de veau.

Faire cuire la cervelle, l'égoutter et la passer au tamis fin. Faire chauffer cette purée au bain-marie et lui ajouter 2 cuillerées de sauce blanche.

Cervelle de veau au jus.

Faire cuire la cervelle, l'égoutter, la napper de quelques cuillerées de bon jus de rôti bien dégraissé.

Mouton.

Gigot rôti.

Faire rôtir à la broche ou au four 18 ou 20 minutes au kilogramme. Après cuisson, attendre quelques minutes au chaud avant de servir.

Selle de mouton rôtie.

Même méthode et même temps de cuisson.

Côtelette de mouton grillée.

Prendre dans le carré une côtelette épaisse, la parer et l'aplatir légèrement, la faire cuire sur le gril à feu vif pendant 8 minutes; la saler, la servir avec beurre frais ou sur une purée de légumes.

Cervelle de mouton au beurre.

Même méthode que pour la *cervelle de veau.*

Cervelle de mouton à la sauce blanche.

Même préparation que pour la *cervelle de veau.*

Soufflé de cervelle de mouton.

Même préparation que pour le *soufflé de cervelle de veau.*

Coquilles de cervelle de mouton.

Faire cuire au court-bouillon une cervelle de mouton ; la tailler en escalopes que l'on place dans une coquille Saint-Jacques ; recouvrir d'une sauce allemande, de chapelure, et arroser de beurre fondu.

Côtelette de mouton panée à l'anglaise aux fonds d'artichauts.

Parer la côtelette, la paner à l'anglaise, la faire griller à feu modéré, la servir avec une garniture de fonds d'artichauts cuits à part et passés au beurre.

Porc.

Jambon d'York aux épinards.

Mettre chauffer sans ébullition entre deux plats, avec deux cuillerées de bouillon léger, une tranche mince de jambon cuit. La servir sur une purée d'épinards.

On peut servir le jambon chaud sur diverses purées de légumes.

VOLAILLES

Poulet.

Poulet rôti.

Choisir un jeune poulet tendre, le vider, flamber, ficeler, beurrer et rôtir soit à la broche soit au four : 3/4 d'heure de cuisson.

Poulet grillé.

Vider, flamber un jeune poulet. Le fendre sur le dos

pour l'ouvrir. Retirer la majeure partie des os intérieurs;
l'assaisonner de sel fin. Le badigeonner de beurre fondu.
Le faire griller à feu modéré. Le servir au naturel ou
avec des purées de légumes.

Poulet au riz.

Mettre dans une casserole, avec 8 décilitres de bouillon, 1 poulet moyen. A mi-cuisson, ajouter 200 gr. de riz
blanchi. Laisser cuire lentement jusqu'à cuisson complète.

On peut remplacer le riz par : carottes, petits-pois,
fonds d'artichauts préalablement blanchis.

Soufflé de volaille.

Hacher et passer au tamis fin 200 gr. de blanc de
volaille cuite. Ajouter à la purée obtenue une forte cuillerée de sauce blanche, 2 jaunes d'œuf et 1 blanc d'œuf
fouetté. Faire cuire le mélange au four dans une timbale à soufflé pendant 12 minutes. Servir sans attendre.

Pigeon.

Pigeon rôti.

Même méthode que pour le poulet rôti. Cuisson : 20 à
22 minutes.

Pigeon grillé.

Après avoir vidé et flambé le pigeon, le fendre sur le
dos pour l'ouvrir, l'aplatir et l'assaisonner de sel fin. Le
faire cuire comme le poulet grillé.

Pigeon grillé au riz.

Faire griller le pigeon ; le dresser sur un rizotto à la Piémontaise.

Dindonneau.

Mêmes apprêts que pour le poulet et le pigeon.

Pintade.

Pintade rôtie.

Plumer, vider, flamber, barder, rôtir à feu vif 40 minutes.

GIBIER

Faisan.

Faisan rôti.

Plumer, vider, flamber, barder, rôtir à la broche ou au four 35 minutes.

Perdreau.

Perdreau rôti.

Plumer, vider, flamber, barder, rôtir à la broche, ou au four, 22 minutes.

Perdreau grillé.

Même méthode que pour le pigeon grillé.

Soufflé de perdreau.

Même méthode que pour le soufflé de volaille.

Mauviette.

Mauviettes rôties.

Rôtir à la broche ou au four pendant 8 minutes.

Mauviettes en cocotte.

Placer 4 mauviettes dans une cocotte en porcelaine à feu, avec 20 gr. de beurre et une pincée de sel. Faire partir sur la plaque du fourneau, et achever la cuisson à four très chaud. Servir dans la cocotte.

Mauviettes à la Piémontaise.

Faire sauter avec 20 gr. de beurre, à feu très vif, 4 mauviettes. Assaisonner d'une pincée de sel fin. Les servir sur un rizotto à la Piémontaise.

Mauviettes à la Polenta.

Préparer 4 mauviettes comme ci-dessus. Les servir sur une polenta au fromage.

SAUCES

Sauce à la crème.

Délayer une cuillerée de farine dans du beurre ; lorsque le mélange est bien fait, ajouter de la crème fraîche de lait, une pincée de sel. Opérer le mélange au bain-marie.

Sauce béchamel.

Délayer une demi-cuillerée d'arrow-root, une pincée de sel dans 4 décilitres de lait froid. Faire bouillir en remuant pendant 10 minutes. Au moment de servir, ajouter 20 gr. de beurre très frais. Tamiser.

Sauce allemande.

Préparer une sauce comme ci-dessus ; remplacer le lait par du bouillon et terminer en ajoutant 2 jaunes d'œufs. Bien mélanger au fouet.

Sauce hollandaise.

Délayer au bain-marie 125 gr. de beurre frais, 3 jaunes d'œufs, une pincée de sel et de muscade râpée ; ajouter à ce mélange 1/4 de verre d'eau et le jus d'un citron. Remuer sans cesse jusqu'à consistance voulue.

Sauce mousseline.

Sauce hollandaise finie ; au moment de servir, ajouter 1/3 de son volume de crème fouettée ferme.

Sauce à la tomate.

Retirer les graines de 6 tomates que l'on partage par quartiers, ajouter 1/2 verre d'eau, une pincée de sel et 1 cuillerée de sucre. Faire cuire 45 minutes. Passer au tamis et faire réduire la purée en lui incorporant hors du feu 20 grammes de beurre très frais.

POISSONS

Sole.

Sole frite.

Enlever la peau, vider, laver, essuyer ; tremper dans du lait salé, fariner, jeter dans la friture bien chaude. Servir avec tranches de citron.

Sole bouillie.

Mettre dans une casserole plate une sole de 200 gr.,

3 décilitres d'eau, 1 décilitre de lait écrémé, 6 gr. de gros sel. Faire partir en plein feu. Laisser pocher 15 minutes. Servir avec une sauce à la crème ou avec autres sauces de régime.

Filets de sole grillés.

Tremper les filets dans du beurre décanté, et griller à feu vif.

Barbue.

Filets de barbue grillés.

Même méthode que ci-dessus.

Perche.

Perche au court-bouillon.

Mettre la perche vidée et lavée dans une casserole plate avec, pour une perche de 250 gr., 1/2 litre d'eau et 6 gr. de gros sel. Faire partir en plein feu, et laisser pocher pendant 10 minutes. Egoutter, servir avec béchamel ou hollandaise.

Perche grillée.

Ecailler, vider et essuyer une perche ; en ciseler les filets, les faire griller à feu vif et servir avec une sauce hollandaise.

Cabillaud.

Cabillaud (ou morue fraîche) au court-bouillon.

Même procédé que pour la perche au court-bouillon.

Saumon.

Saumon à la hollandaise.

Placer le saumon dans une poissonnière, le mouiller

de moitié vin blanc moitié consommé; ajouter une pincée de gros sel. un peu de thym, de laurier. carottes coupées en tranches. Faire partir en plein feu. Laisser pocher pendant 3/4 d'heure, égoutter. Servir entouré de belles pommes de terre de Hollande cuites à l'eau salée, et avec une sauce hollandaise à part.

Tranches de saumon grillées.

Couper le saumon en tranches, les badigeonner de beurre fondu, les faire griller à feu modéré. Servir avec une sauce aurore ou une sauce hollandaise.

Maquereau.

Maquereau au beurre de homard.

Vider et ciseler le maquereau, le faire griller à feu vif. Servir avec un beurre de homard à peine fondu.

Beurre de homard. — On obtient un beurre de homard en pilant 75 gr. de chair de homard avec 120 gr. de beurre; tamiser.

Maquereau à la maître d'hôtel.

Fendre le maquereau sur le dos, le badigeonner de beurre fondu, le faire griller à feu vif; servir avec une sauce maître d'hôtel.

Truite.

Truite au court-bouillon.

Placer la truite dans la poissonnière, la couvrir d'eau acidulée, saler. Ajouter carottes, oignon, une branche de persil, une feuille de laurier, un peu de thym. Faire partir en plein feu, et laisser pocher pendant 3/4 d'heure. Egoutter et servir la truite entourée de pommes de terre cuites à la hollandaise, et une sauce béchamel à part.

Filets de truite grillés.

Lever les filets de truites de rivière, les placer dans des feuilles de papier beurrées. Faire cuire sur le gril et servir avec une sauce hollandaise.

Truite frite.

Passer de petites truites dans un peu de lait froid, fariner et faire frire à feu vif. Servir avec tranches de citron.

Turbot.

Turbot à l'anglaise.

Faire griller un turbot (pané à l'anglaise), à feu modéré. Le servir entouré de pommes de terre cuites à l'eau salée et d'une bonne sauce anglaise, beurre fondu, sel, jus de citron.

Manière de paner à l'anglaise. — Tremper le turbot dans des œufs battus additionnés de sel, beurre fondu. Poser ensuite le poisson sur de la mie de pain très blanche.

Coquilles de turbot.

Mélanger de la béchamel à la crème à des chairs de turbot cuit au court-bouillon ; en garnir des coquilles, saupoudrer la surface de mie de pain, et placer sur chacune une noisette de beurre frais ; faire gratiner à four vif.

Bar.

Bar au court-bouillon.

Procéder comme pour la truite au court-bouillon ; servir avec une sauce blanche.

Bar grillé.

Mettre le poisson vidé, lavé, ciselé, dans une feuille de papier beurré. Griller à feu modéré et servir avec une sauce maître d'hôtel.

Carpe.

Carpe au court-bouillon.

Même préparation que pour la perche au court-bouillon.

Carpe frite.

Ciseler, fariner une carpe, et la faire frire à feu modéré. Servir avec un citron.

Carpe grillée.

Ciseler une carpe, la passer au beurre clarifié, et la faire griller à feu modéré. Servir avec une sauce hollandaise.

Brochet.

Brochet au court-bouillon.

Procéder comme pour la perche au court-bouillon ; servir avec une sauce béchamel.

Croquettes de brochet.

Passer au tamis la chair d'un brochet cuit au court-bouillon ainsi que quelques champignons. Mettre la purée obtenue dans une casserole, faire chauffer en ajoutant quelques cuillerées de béchamel et lier avec 3 jaunes d'œufs. Laisser refroidir le mélange. Former des boulettes et faire frire à feu vif.

Sardines.

Sardines fraîches.

Les envelopper de papier beurré, et faire griller à feu vif quelques minutes. Servir avec coquilles de beurre frais.

Homard.

Homard au court-bouillon.

Préparer un court-bouillon avec de l'eau, du sel, du poivre, thym, laurier. Placer le homard à l'eau très bouillante (pour éviter qu'il se vide). Laisser cuire de 20 à 35 minutes selon la grosseur. Servir froid avec une sauce mayonnaise.

PATES

Macaronis à l'Italienne.

Casser en petits bâtonnets 100 gr. de macaronis. Les plonger dans 1 litre d'eau bouillante salée, et laisser cuire à ébullition soutenue pendant 20 minutes. Egoutter et faire évaporer 8 minutes à l'entrée du four. Ajouter 50 gr. de beurre frais et 50 gr. de parmesan râpé, mélanger et servir.

Macaronis à la Napolitaine.

Même méthode que ci-dessus; finir en ajoutant 2 cuillerées de sauce tomate.

Macaronis au jus.

Méthode de cuisson habituelle; ajouter quelques cuillerées de bon jus de rôti bien dégraissé.

Macaronis aux purées de légumineuses.

Même méthode que pour le macaroni à l'italienne; ajouter 2 fortes cuillerées de purée de lentilles, pois, etc.

Macaronis à la purée de cervelle.

Même méthode que pour le macaroni à l'italienne ; ajouter 2 cuillerées de purée de cervelle de veau.

Macaronis au jambon.

Même méthode que pour le macaroni à l'Italienne ; ajouter 3 cuillerées de maigre de jambon cuit haché. Lier le tout avec 1 ou 2 jaunes d'œufs crus.

Macaronis à la pulpe de viande crue.

Même méthode ; ajouter 50 ou 100 gr. de pulpe de viande de bœuf passée au tamis.

Macaronis à la béchamel.

Même méthode de cuisson ; ajouter au macaroni cuit et égoutté quelques cuillerées de sauce béchamel et 2 jaunes d'œufs au moment de servir.

Nouillettes, coquilles, lazagnes aux œufs.

Mêmes apprêts que pour le macaroni.

Polenta.

Verser dans 1 litre d'eau salée bouillante 250 gr. de farine de grosse polenta. Faire cuire en plein feu pendant 30 minutes en remuant à la spatule ; dès que le mélange est cuit, lui ajouter 50 gr. de beurre frais et 50 gr. de parmesan râpé.

Servir comme garniture avec bœuf ou mouton rôtis.

Polenta (autre préparation).

Préparer comme ci-dessus ; l'étendre en couche mince sur une plaque mouillée et laisser refroidir. Diviser la pâte en morceaux réguliers que l'on fera chauffer au four. Servir avec viandes grillées.

Riz au gras.

Faire blanchir à l'eau salée 125 gr. de riz caroline, l'égoutter. Le faire cuire dans 3 décilitres de bouillon de bœuf pendant 25 minutes. Ajouter 25 gr. de beurre frais et 2 jaunes d'œufs au moment de servir.

Rizotto à la pulpe de viande.

Préparer le riz comme ci-dessus. Après cuisson, ajouter 25 gr. de beurre frais, 25 gr. de parmesan râpé et quelques cuillerées de pulpe de viande crue. Servir aussitôt.

SOUFFLÉS

Soufflé de ris de veau.

Passer au tamis 200 gr. de ris de veau. Ajouter à la purée obtenue une forte cuillerée de sauce blanche, 2 jaunes d'œufs et 1 blanc fouetté. Mettre le mélange dans un moule à soufflé et faire cuire au four pendant 15 minutes.

Soufflé de cervelle de veau.

Même méthode que pour le soufflé de ris de veau.

Soufflé de turbot.

Enlever les filets d'un petit turbot. Placer l'arête dans une petite casserole ; mouiller de 1 décilitre d'eau, ajouter une pincée de sel, un brin de thym, une goutte de jus de citron. Faire bouillir 8 minutes. Passer à la mousseline. Mettre les filets sur une plaque beurrée, les mouiller avec une partie du fumet et les faire cuire au four pendant 6 minutes. Laisser refroidir les filets, les tamiser finement, ajouter à la purée obtenue une cuillerée de sauce blanche faite avec le fumet et 2 jaunes d'œufs. Bien mélanger, assaisonner et au dernier moment ajouter 2 blancs d'œufs fouettés très ferme. Verser le mélange dans une timbale à soufflé et faire cuire à four modéré pendant 12 minutes.

Soufflé de truite. — Soufflé de perche.

Même méthode que pour le soufflé de turbot.

Mousseline de truite de rivière.

Piler au mortier 200 gr. de chair de truite crue. Assaisonner d'une pincée de sel, ajouter un blanc d'œuf. Passer cette farce au tamis fin et laisser reposer au frais pendant 1 heure. Ajouter alors en mélangeant à la spatule 1 décilitre 1/2 de crème de lait. Verser la préparation dans un moule uni beurré. Faire cuire au bain-marie ou au four pendant 18 minutes. Démouler. Servir avec une sauce hollandaise.

Mousseline de sole, de turbot, de perche.

Même méthode que pour la mousseline de truite de rivière.

LÉGUMES SECS

Lentilles.

Purée de lentilles à la pulpe de viande crue.

Faire tremper à l'eau froide pendant 24 heures 150 gr. de lentilles bien triées. Les mettre dans une casserole avec 1 litre d'eau froide, 15 gr. de gros sel. Faire partir en plein feu et laisser cuire lentement (la casserole aux trois quarts ouverte). Quand les lentilles s'écrasent facilement, les égoutter, les passer au tamis. Diluer la purée avec quelques cuillerées de bouillon. Ajouter pour servir 20 gr. de beurre frais et une forte cuillerée de viande crue tamisée.

Purée de lentilles au jus.

Même méthode de cuisson que ci-dessus ; arroser la purée de quelques cuillerées de bon jus de viande pour servir.

Purée de lentilles aux jaunes d'œufs.

Même méthode de cuisson que ci-dessus. Lier la purée de 2 jaunes d'œufs et 30 gr. de beurre frais pour servir.

Purée de lentilles à la crème.

Même méthode de cuisson que ci-dessus. Délayer la purée avec 1 décilitre de crème fraîche et 20 gr. de beurre frais pour servir.

Purée de lentilles à la reine.

Préparer 3 décilitres de purée de lentilles ; ajouter 2 décilitres de purée de volaille. Mélanger les deux purées et terminer avec beurre frais ou crème de lait.

Purée de lentilles à la Crécy.

Préparer 2 décilitres de purée de lentilles ; ajouter 1/2 décilitre de purée de carottes. Mélanger les deux purées et terminer avec beurre ou crème de lait.

Pois cassés.

Purée de pois cassés à la pulpe de viande crue.

Procéder comme pour la purée de lentilles à la pulpe de viande.

Purée de pois cassés au jus.

Même procédé que pour la purée de lentilles au jus.

Purée de pois cassés aux jaunes d'œufs.

Même méthode que pour la purée de lentilles aux jaunes d'œufs.

Purée de pois cassés à la crème.

Même méthode que pour la purée de lentilles à la crème.

Purée de pois cassés à la Clamart.

Préparer 2 décilitres de pois cassés; ajouter 2 décilitres de purée de pois frais; terminer avec beurre frais ou crème de lait.

Haricots.

Purée de haricots rouges.

Mêmes proportions, mêmes assaisonnements, même temps de cuisson que pour les lentilles.

Purée de haricots blancs.

Mêmes proportions, mêmes assaisonnements, même temps de cuisson que pour les lentilles.

Purée de haricots flageolets secs.

Mêmes proportions, mêmes assaisonnements, même temps de cuisson que pour les lentilles.

Purée de haricots chevriers aux fonds d'artichauts.

Préparer 2 décilitres de purée de haricots chevriers;

ajouter 3 décilitres de purée de fonds d'artichauts. Mélanger les deux purées et terminer avec beurre frais ou crème de lait.

LÉGUMES FRAIS

Pommes de terre.

Purée de pommes de terre à la pulpe de viande crue.

Préparer une purée avec 250 grammes de pommes de terre. Opérer le mouillement avec du bouillon. Ajouter quelques cuillerées de pulpe de viande crue tamisée, au moment de servir.

Purée de pommes de terre aux jaunes d'œufs.

Préparer 2 décilitres de purée de pommes de terre délayée au lait ; ajouter 2 jaunes d'œufs crus au moment de servir.

Epinards.

Epinards à la pulpe de viande crue.

Eplucher et laver à grande eau 250 grammes d'épinards, les plonger dans 2 litres 1/2 d'eau bouillante salée. Laisser cuire à gros bouillons pendant 6 minutes, égoutter, passer au tamis fin très rapidement. Mettre dans une petite sauteuse ; ajouter un bon morceau de beurre frais et une forte cuillerée de pulpe de viande crue tamisée, au moment de servir.

Epinards au jus de viande.

Préparer une purée d'épinards comme ci-dessus ; les arroser de 2 cuillerées de jus de viande pour servir.

Pain d'épinards.

Sécher en plein feu dans une petite casserole 2 décilitres d'épinards cuits et passés. Ajouter 2 cuillerées de sauce blanche, 25 grammes de parmesan râpé, 2 jaunes d'œufs. Remplir du mélange un petit moule beurré. Faire cuire au four ou au bain-marie pendant 18 minutes.

Soufflé d'épinards au jambon.

Préparer les épinards comme ci-dessus ; ajouter en plus une forte cuillerée de maigre de jambon d'York cuit, haché, et 2 blancs d'œufs fouettés fermes. Verser le mélange dans un moule à soufflé et faire cuire à four modéré pendant 15 minutes.

Pudding d'épinards à la cervelle de veau.

Préparer une purée de cervelle de veau, la lier avec un jaune d'œuf. Préparer le même poids de purée d'épinards liée d'un jaune d'œuf et d'une cuillerée de sauce blanche. Remplir des deux purées un petit moule beurré en alternant par couches. Faire cuire au four 18 minutes.

Pois verts.

Pois verts en purée à la crème.

Laver 1/2 litre de petits pois fraîchement écossés; les faire cuire à découvert dans 1 litre 1/2 d'eau bouillante salée. Egoutter, tamiser, ajouter à la purée obtenue un bon morceau de beurre frais et quelques cuillerées de crème de lait.

Purée de pois verts au jus de viande.

Préparer une purée de pois verts comme ci-dessus ; l'arroser d'une cuillerée de bon jus de viande pour servir.

Pois verts en purée à la pulpe de viande crue.

Préparer la purée comme ci-dessus ; ajouter une forte cuillerée de pulpe de viande crue pour servir.

Flageolets frais.

Purée de flageolets frais à la crème, au jus de viande, à la pulpe de viande.

Procéder comme pour les pois verts.

Fèves nouvelles.

Mêmes apprêts que pour les petits pois.

Artichauts.

Artichauts à la hollandaise.

Cuire les artichauts au naturel, les égoutter, les éponger et les servir avec une sauce hollandaise.

Fonds d'artichauts à la pulpe de viande crue.

Raccourcir 4 artichauts tendres pour ne conserver que la partie charnue des fonds ; les faire cuire dans la préparation suivante : délayer une forte cuillerée de farine dans un litre d'eau froide, ajouter le jus d'un demi-citron ; tamiser, saler et faire bouillir en plein feu ; laisser cuire les fonds 18 à 20 minutes selon leur grosseur. Les égoutter, les garnir de pulpe de viande crue tamisée, mélangée à quelques cuillerées de sauce tomate épaisse.

On peut servir les fonds d'artichauts froids garnis de pulpe de viande mélangée à une sauce mayonnaise.

Fonds d'artichauts à la cervelle de veau.

Garnir les fonds d'artichauts (préalablement cuits et

égouttés) de 25 gr. (pour chacun) de purée de cervelle de veau (cuite) mélangée d'une cuillerée de maigre de jambon d'York finement haché.

Fonds d'artichauts à la Monselet.

Faire cuire les fonds d'artichauts comme ci-dessus, les égoutter, les garnir avec (quantité pour 4 fonds) : 4 jaunes d'œufs durs, le poids égal de blanc de volaille haché et mélangé aux jaunes d'œufs.

Fonds d'artichauts à l'Ecossaise.

Garnir les fonds d'artichauts, cuits et égouttés, d'un mélange composé de maigre de jambon d'York cuit haché, de jaunes d'œufs durs mélangés à une cuillerée de sauce béchamel.

Fonds d'artichauts au gratin.

Placer des fonds d'artichauts cuits et égouttés dans un plat de porcelaine à feu ; les couvrir de sauce blanche et de parmesan râpé ; chapelurer ; faire gratiner au four pendant 1/4 heure.

Fonds d'artichauts à la moëlle de bœuf.

Garnir les fonds d'artichauts cuits et égouttés avec un salpicon de moelle de bœuf obtenu de la façon suivante : laver la moelle, la couper en petits dés, l'ajouter à une sauce blanche liée aux jaunes d'œufs. Placer quelques instants à four chaud.

Asperges.

Asperges au naturel.

Eplucher une douzaine d'asperges, les raccourcir légèrement du côté boisé ; les laver, les ficeler, les faire cuire dans 3 litres d'eau bouillante salée. Laisser cuire de 20 à 25 minutes suivant leur grosseur. Egoutter. Servir sur une serviette ou sur une grille à asperges. Accompagner les asperges d'une sauce blanche ou d'une sauce hollandaise ou d'une vinaigrette ou de beurre fondu.

Purée d'asperges.

Faire cuire les asperges comme ci-dessus. Les égoutter, les passer au tamis fin. Ajouter à la purée obtenue 30 gr. de beurre frais ou un peu de crème fraîche.

Carottes.

Purée de carottes à la pulpe de viande crue.

Faire cuire 24 carottes nouvelles dans 2 décilitres d'eau, ajouter une pincée de sel et de sucre. Faire partir en plein feu et faire cuire à couvert pendant 35 minutes. Tamiser ; délayer la purée avec un peu de bouillon ; ajouter quelques cuillerées de pulpe de viande crue pour servir.

Furée de carottes à la crème.

Faire cuire les carottes comme ci-dessus ; les tamiser ; diluer la purée avec quelques cuillerées de crème de lait et un bon morceau de beurre pour servir.

Purée de carottes au jus.

Procéder comme ci-dessus ; ajouter à la purée quelques cuillerées de jus de viande pour servir.

Purée de carottes aux jaunes d'œufs.

Préparer une purée de carottes ; ajouter au dernier moment une cuillerée de béchamel et 2 jaunes d'œufs crus pour servir.

Pain de carottes.

Préparer une purée de carottes ; ajouter 4 jaunes d'œufs, une cuillerée de sauce blanche, bien mélanger. Verser la préparation dans un moule. Faire cuire au bain-marie pendant 25 minutes. Démouler pour servir. Napper le pain de quelques cuillerées de sauce à la crème.

ENTREMETS

Entremets au riz.

Riz au lait.

Laver 125 gr. de riz caroline à l'eau froide ; le faire bouillir 2 minutes en plein feu dans 1/2 litre d'eau, remuer avec la spatule. Égoutter le riz. Le faire cuire à couvert dans 1 2 litre de lait, 60 gr. de sucre, une pincée de sel, le parfum (vanille ou fleur d'oranger), pendant 35 minutes.

Riz au lait aux jaunes d'œufs.

Préparer du riz au lait comme ci-dessus ; ajouter après cuisson un morceau de beurre frais et 3 jaunes d'œufs pour servir. Mélanger doucement pour ne pas briser les grains de riz.

Gâteau de riz.

A la préparation du riz au lait ajouter 4 jaunes d'œufs, 4 blancs battus en neige ferme, mélanger. Placer le tout dans un moule beurré et cuire au four 25 minutes. Servir avec crème anglaise.

Croquettes de riz.

Former des croquettes avec du riz au lait refroidi ; les

placer sur une tôle beurrée ; enfourner à four chaud
pendant 15 minutes.

Note. — Même préparation pour les croquettes de
semoule, tapioca, cérarène.

Pommes au riz ou à la Condé.

Préparer du riz au lait lié aux jaunes d'œufs ; le mettre dans une timbale. Placer sur la surface des tranches
de pommes reinettes cuites dans un sirop léger.

Cet entremets peut se servir froid ou chaud.

Puddings.

Pudding de semoule.

Verser en pluie 50 gr. de semoule dans un 1 2 litre
de lait bouillant et sucré avec 50 gr. de sucre : ajouter
une pincée de sel. Faire cuire 18 minutes en remuant
avec la spatule. Retirer du feu ; ajouter 4 jaunes d'œufs,
2 blancs fouettés ferme. Parfumer à volonté. Verser dans
un plat à pudding. Faire cuire à four modéré.

Pudding à la crème de lait.

La crème Chantilly provenant de 1/4 de litre de crème
de lait, 3 œufs, 1 cuillerée de très bonne farine, 2 cuillerées de sucre pulvérisé, vanille.

Mélanger doucement à la crème fouettée : les 3 jaunes
d'œufs, la farine, la vanille, le sucre pulvérisé et les
blancs d'œufs battus en neige très ferme. Verser cette
préparation dans un moule beurré ; enfourner 25 minutes.

Pudding soufflé.

100 grammes de beurre travaillé en pâte dans une

casserole; ajouter 100 gr. de sucre et 100 gr. de farine tamisés. Délayer avec 3 décilitres de lait bouilli ; puis cuire et dessécher. Retirer du feu, lier avec 5 jaunes d'œufs et 5 blancs pris en neige bien ferme. Verser en moule beurré, cuire au bain-marie.

Pudding aux pruneaux.

Préparer : 1° une purée de pruneaux bien tamisée (150 gr.); 2° 2 décilitres de riz au lait lié aux œufs. Mélanger le riz à la purée de pruneaux. Faire cuire au bain-marie dans un moule à pudding. Servir avec crème anglaise à la vanille.

Pudding au chocolat.

Faire fondre doucement 150 gr. de chocolat et 150 gr. de beurre frais. Ajouter 120 gr. de sucre en poudre. Délayer à part 2 cuillerées de farine et 4 jaunes d'œufs que l'on joindra au chocolat. Terminer en ajoutant 4 blancs battus en neige bien ferme. Effectuer rapidement le mélange et verser en moule beurré. Cuisson : 1 heure au bain-marie. Servir avec crème anglaise ou sauce au chocolat.

Sauces pour Entremets.

Crèmes

Crème anglaise pour entremets.

Mélanger dans une casserole 250 gr. de sucre et 8 jaunes d'œufs. Verser sur ce mélange 1/2 litre de lait bouilli et parfumé (vanille ou fleur d'oranger). Maintenir la préparation en plein feu jusqu'aux premiers symptômes d'ébullition. Passer au tamis très fin.

Crème anglaise au chocolat.

Préparer une crème anglaise comme ci-dessus. Lui ajouter, avant de la passer au tamis fin, une tablette de chocolat préalablement ramolli à l'entrée du four.

Sauce au chocolat.

125 gr. de chocolat râpé dissous, mouillé de 2 décilitres d'eau ; ajouter 15 gr. de sucre vanillé. Tourner jusqu'à ébullition et laisser cuire doucement pendant 25 minutes. Ajouter, au dernier moment, 2 cuillerées de crème et une noisette de beurre extra-fin.

Crème renversée à la vanille.

1 litre de lait, 300 grammes de sucre, un peu de vanille, 6 jaunes d'œufs, 2 œufs entiers. Fouetter les œufs, mélanger au lait sucré et parfumé, cuire dans un moule uni et pas trop haut. Faire pocher 3/4 d'heure. Laisser refroidir avant de démouler. Servir avec crème anglaise.

Pots de crème à la vanille.

Mélanger 8 jaunes d'œufs et 200 gr. de sucre. Verser sur ce mélange 1 litre de lait parfumé à la vanille. Mettre en pots. Cuire au bain-marie à four doux.

Pots de crème à la fleur d'oranger.

Même méthode que pour les pots de crème à la vanille.

Crème au café.

Même préparation que pour la crème à la vanille : parfumer avec quelques cuillerées d'une décoction de café très concentrée.

Crème au thé.

Même préparation que pour la crème à la vanille ; parfumer avec une décoction très forte de thé noir.

Crème au chocolat.

Préparer du chocolat au lait avec 150 gr. de chocolat, 1 litre de lait et 60 gr. de sucre. Procéder comme pour la crème à la vanille.

Œufs au lait.

Casser dans une terrine 4 œufs entiers et 6 jaunes : les mélanger avec 200 gr. de sucre en poudre et 1 litre de lait ; aromatiser avec vanille, citron ou fleur d'oranger. Passer à travers une passoire fine et verser dans un plat creux ou dans des petits pots en porcelaine. Mettre pocher au bain-marie ou au four 25 minutes.

Crème Chantilly.

1 2 litre de crème de lait, 50 gr. de sucre vanillé : Mélanger la moitié du sucre à la moitié de la crème, puis fouetter ce mélange jusqu'à ce qu'il soit bien monté ; procéder de même avec la seconde partie.

Effectuer cette préparation à la dernière minute et la conserver dans un endroit frais.

Mousse au chocolat.

La crème Chantilly obtenue avec 1/2 litre de crème, 125 gr. de chocolat. Faire fondre le chocolat dans un récipient à l'entrée du four ; le laisser refroidir. Le mélanger peu à peu, au moyen du fouet, à la crème Chantilly.

Mousse aux fraises.

Se prépare en exprimant le suc de 125 gr. de fraises bien mûres et en le mélangeant à la crème fouettée.

Biscuits et gâteaux.

Biscuit de Savoie.

Mélanger 6 jaunes d'œufs avec 200 gr. de sucre en poudre, ajouter 6 blancs d'œufs fouettés très ferme, 200 gr. de fécule de pomme de terre et 2 cuillerées à bouche de levure sèche en poudre. Bien mélanger. Verser la pâte dans un moule beurré et saupoudré de sucre. Faire cuire à four tempéré pendant 1 heure.

On peut parfumer avec vanille ou fleur d'oranger.

Madeleines.

Faire fondre sans le cuire 100 gr. de beurre, ajouter 4 jaunes d'œufs, 4 blancs battus en neige, 1 cuillerée d'eau de vie, 2 cuillerées de levure sèche en poudre. Bien mélanger et verser la pâte dans de petits moules beurrés; enfourner immédiatement.

Biscuit à la cuillère.

Faire une pâte comme pour le biscuit de Savoie; étendre de cette pâte en long sur du papier blanc à l'aide d'une cuillère. Saupoudrer de sucre vanillé et cuire à four très doux.

Biscuit fin.

500 gr. de sucre en poudre, 150 gr. de belle farine, 150 gr. de fécule de pomme de terre, 10 œufs, 1 grain de sel, 40 gr. de sucre vanillé.

Mêler le sucre en poudre et le sucre vanillé aux jaunes d'œufs, travailler pendant 10 minutes. Ajouter alors les blancs en neige très ferme, puis peu à peu la farine et la fécule : bien mêler, mettre dans un moule beurré et enfourner à four chaud.

Biscuit à la vanille.

250 gr. de sucre, dont une partie vanillé, 90 gr. de farine, 90 gr. de fécule, 6 jaunes d'œufs, 6 blancs battus en neige, un grain de sel.

Travailler le sucre avec les jaunes ; y ajouter les blancs fouettés, la farine et la fécule, bien mêler le tout. Faire cuire au moule ou sur plaque.

Biscuit à la crème.

6 blancs d'œufs, 22 gr. de farine, 10 gr. de sucre, 375 gr. de crème fouettée, un grain de sel.

Fouetter les blancs bien ferme. Ajouter la farine et le sucre en même temps que la crème fouettée, sucrée et vanillée. Faire cuire dans des moules beurrés et farinés.

Biscuit au chocolat.

250 gr. de sucre vanillé, 60 gr. de chocolat en poudre, 125 gr. de farine, 50 gr. de fécule, 8 jaunes, 5 blancs fouettés, un grain de sel.

Travailler les jaunes avec le sucre ; incorporer alors le chocolat et les blancs fouettés, la farine et la fécule. Faire cuire en moule ou sur plaque à four tempéré.

Gâteau au chocolat.

Mélanger ensemble 4 jaunes d'œufs, 200 gr. de sucre en poudre, 100 grammes de beurre fondu (sans le cuire),

30 gr. de cacao en poudre, 150 gr. de farine, 100 gr. de fécule, 4 cuillerées de lait vanillé, 4 blancs d'œufs battus en neige ferme et 15 gr. de levure sèche en poudre. Placer la pâte dans un moule beurré et faire cuire à four tempéré.

Gâteau au café.

Mélanger 4 jaunes d'œufs avec 200 gr. de sucre en poudre, 150 gr. de farine, 4 cuillerées de crème de lait, 2 cuillerées de décoction de café concentré, 3 blancs d'œufs battus en neige très ferme, 2 cuillerées de levure sèche en poudre. Bien mélanger. Verser la pâte dans un moule beurré. Faire cuir à four tempéré.

Madeleines au riz.

Mélanger 250 gr. de sucre en poudre vanillé, 180 gr. de farine de riz, 250 gr. de beurre fondu, 4 œufs entiers, un grain de sel. Placer la pâte dans des petits moules. Cuire à four modéré.

Pains d'Ecosse.

Fouetter 1/4 de litre de crème double, lui mêler 50 gr. de sucre vanillé, autant de farine, 4 blancs d'œufs fouettés. Coucher les gâteaux comme des biscuits à la cuiller. Cuire à four doux.

Sablé normand.

Beurre, sucre et farine, en quantités égales. Travailler le beurre avec le sucre, y joindre la farine en travaillant la pâte le moins possible. Etendre au rouleau, découper. Mettre à four peu chaud 3/4 d'heure.

Galette normande.

500 gr. de farine, 280 gr. de beurre, 100 gr. de sucre, 10 gr. de cannelle, 2 jaunes d'œufs, 1 pincée de sel. Pétrir le tout ensemble sans une goutte d'eau, découper, et faire cuire à four doux 20 à 30 minutes.

Flans et Tartelettes de fruits.

Pâte à foncer sucrée pour flans et tartelettes.

Mettre en cercle sur la table 125 gr. de farine, 125 gr. d'arrow-root. Placer au milieu 2 jaunes d'œufs, 75 gr. de sucre, 100 gr. de beurre, un peu de sel, un peu d'eau. Fraiser à deux reprises. Mettre la pâte en boule, la placer dans un linge ; la laisser reposer quelques heures avant de l'employer.

Choisir pour la confection des flans et tartelettes les fruits suivants : pêches, abricots, reines-claude, fraises, bananes, pommes.

Tartelettes aux fruits.

Garnir les tartelettes (préparées avec la pâte à foncer sucrée) avec des fruits sans leurs noyaux, saupoudrer de sucre et cuire à four chaud.

On peut faire pocher les fruits au sirop et les placer sur les tartelettes que l'on aura fait cuire non garnies.

Tartelettes aux bananes et aux fraises.

Faire cuire à vide 6 tartelettes préparées avec la pâte sucrée. Les démouler, les laisser refroidir. Les garnir chacune d'une cuillerée de purée de bananes; placer sur chaque tartelette quelques grosses fraises évaporées à l'entrée du four et refroidies.

FRUITS CUITS

Compotes.

Compote d'abricots.

Partager par moitié 6 abricots bien mûrs, en retirer les noyaux et les mettre cuire 7 minutes dans 2 décilitres de sirop à 20 °. Laisser refroidir dans la cuisson.

On obtient un sirop à 20° en mettant 120 gr. de sucre dans 2 décilitres d'eau. Faire partir en plein feu ; écumer dès l'ébullition ; passer au tamis de soie.

Compote d'ananas.

Peler un ananas bien mûr ; le diviser dans le sens de la longueur pour retirer la partie fibreuse du milieu, couper chaque moitié en 12 tranches régulières. Mettre cuire 30 minutes dans un sirop à 20°. Laisser refroidir dans la cuisson.

Compote de pêches.

Partager par moitié 6 pêches se détachant du noyau. Les plonger une minute dans le sirop bouillant, retirer la peau, remettre en cuisson pendant 8 minutes dans un sirop à 20° vanillé.

Compote de Reines-Claude.

Piquer 6 reines-claude sur la peau avec une épingle. Les plonger dans un sirop vanillé à 20° bouillant, laisser pocher 12 minutes. Laisser refroidir dans la cuisson.

Compote de bananes.

Mettre cuire l'intérieur de 4 bananes dans 2 décilitres de sirop à 20° bouillant. Laisser pocher pendant 5 minutes.

Compotes de fraises.

Placer les fraises dans un plat de porcelaine à feu, les

saupoudrer d'une cuillerée de sucre en poudre. Tenir les fraises à l'entrée du four pendant 6 minutes.

Compote de pommes.

Peler 6 pommes reinettes, les diviser en quartiers, retirer les pépins, les faire cuire 20 minutes dans 4 décilitres de sirop bouillant à 20°.

Compote de pruneaux.

Faire tremper à l'eau froide, pendant 6 heures, 500 gr. de pruneaux. Les mettre cuire à ébullition lente dans 3 décilitres de vin rouge additionné d'1 décilitre d'eau, ajouter 60 gr. de sucre, un brin de cannelle. Laisser refroidir dans la cuisson.

Compote de figues fraîches.

Piquer les figues avec une aiguille et les faire dégorger quelques heures à l'eau froide. Les faire cuire à l'eau jusqu'à ce qu'elles soient attendries. Les égoutter; les dresser sur un compotier; verser dessus un sirop à 20° à la vanille.

Marmelades.

Marmelade de Reines-Claude.

Ouvrir les fruits, retirer les noyaux, peser les fruits, leur ajouter les 3/4 de leur poids de sucre. Faire macérer 4 heures. Cuire lentement jusqu'à la nappe.

Marmelade d'abricots.

Dénoyauter et peler les abricots ; procéder pour la cuisson comme pour les Reines-Claude.

Marmelade de pêches.

Dénoyauter et peler les pêches, les faire cuire avec la

moitié de leur poids de sucre à ébullition lente jusqu'à la nappe.

Marmelade de pommes.

Peler des pommes, les diviser par quartiers, retirer les pépins, ajouter un peu d'eau, le tiers de leur poids de sucre, un peu de vanille : les faire cuire jusqu'à ce qu'elles fondent. Les passer au tamis.

Marmelade de bananes.

Mettre cuire pendant 20 minutes l'intérieur de 6 bananes dans 2 décilitres d'eau et les 3 4 de leur poids de sucre. Passer au tamis.

Marmelade de fraises.

Mettre le même poids de sucre que de purée de fraises ; cuire jusqu'à la nappe.

Marmelade de figues.

Faire cuire les figues avec moitié de leur poids de sucre. Bien mélanger et laisser cuire jusqu'à la nappe. Vers la fin de la cuisson, parfumer à la vanille.

Gelées.

Gelée d'abricots.

Dénoyauter des abricots bien mûrs, les mettre dans une bassine avec de l'eau au ras des fruits ; les faire cuire jusqu'à ce qu'ils fondent. Tamiser le jus, ajouter la moitié de son poids de jus de pommes ; mettre un poids de sucre égal au poids des deux jus réunis. Faire cuire jusqu'à la nappe.

Gelée de groseilles.

Prendre 2 3 de groseilles rouges, 1 3 de groseilles

blanches et 80 gr. de framboises par 500 gr. de fruits. Recueillir le jus. Faire cuire jusqu'à la nappe avec le même poids de sucre.

La *gelée de groseilles blanches* se prépare de la même façon.

Gelée de pommes.

Peler et partager les pommes par quartiers ; les couvrir d'eau. Les mettre cuire jusqu'à ce qu'elles fondent. Passer le jus au tamis très fin, y ajouter son poids égal de sucre très blanc, une gousse de vanille ; faire cuire jusqu'à la nappe.

Beignets de fruits.

Pâte à frire pour beignets.

Placer dans une terrine 40 gr. de farine, 1 2 décilitre de bière, 1 2 décilitre d'eau, 1 jaune d'œuf, 1 blanc fouetté, une pincée de sel, quelques gouttes d'huile d'olives : bien mélanger et laisser reposer quelques instants dans un endroit tiède.

Beignets de bananes.

Faire une marmelade épaisse de bananes, laisser refroidir ; prendre un peu de la préparation avec une cuillère, la passer dans la pâte à frire, et plonger dans la friture bouillante. Procéder de même jusqu'à épuisement de la pâte. Saupoudrer les beignets de sucre en poudre au sortir de la friture.

Beignets de fraises.

Choisir de grosses fraises, les masquer d'une légère couche de marmelade d'abricots, les passer dans des macarons écrasés, les tremper ensuite une à une dans la pâte à frire et les plonger dans la friture chaude. Les égoutter et les rouler dans du sucre vanillé.

Beignets de pêches.

Procéder comme pour les beignets de bananes.

Beignets d'abricots.

Procéder comme pour les beignets de bananes.

BOISSONS

Bière aux œufs.

Battre un œuf additionné de 25 à 30 grammes de sucre en poudre, jusqu'à ce que la masse entière soit transformée en écume ; ajouter rapidement 250 centimètres cubes de bière fraîche ; agiter avec une cuillère et boire immédiatement.

Lait à la cannelle, à la vanille, au café.
Thé au lait.

Voir *Régime de la Fièvre typhoïde*.

Lait de poule.

Mettre le jaune d'œuf avec le sucre et l'eau de fleurs d'oranger, verser dessus, en remuant, l'eau ou le lait bouilli et légèrement refroidi.

Lait caillé bulgare ; Kéfir ; Koumys ; Lait écrémé ; Petit lait.

Voir *Régimes dans les Entérites des Enfants*.

Décoctions de céréales ; Infusions ; Limonades et sirops de fruits.

Voir *Régime des Fiévreux*.

II

RÉGIME DES ENFANTS ARTHRITIQUES

L'enfant n'a ni le temps ni le pouvoir de créer l'*ar-
thritisme;* il ne l'acquiert pas, il en hérite. Quand un
médecin aura ses raisons de supposer qu'un enfant sera
atteint de la tare arthritique de sa famille, il devra,
dès les premières années de la vie, surveiller l'alimentation du *prédisposé* au double point de vue de la
qualité et de la quantité.

Arthritisme des Nourrissons.

« Les nourrissons arthritiques sont gros, joufflus,
mais ont les chairs flasques et pâles. Ils sont avides de
lait, mais le digèrent mal. Après chaque tétée, après
chaque biberon, ils ont des vomituritions, des régur-
gitations à odeur *sui generis.* Leur ventre trop gros
est mou et s'étale au niveau des flancs, rappelant l'as-
pect du ventre des batraciens. Ces enfants sont habi-
tuellement constipés ; leurs selles sont compactes, d'o-
deur infecte : au lieu d'être bien homogènes, elles sont
grisâtres avec des stries verdâtres. Quand l'intoxica-

tion ou la suralimentation se poursuivent, les troubles digestifs dégénèrent en gastro-entérite, et la déchéance vitale arrive vite avec amaigrissement rapide et accidents souvent mortels. » (Dr de Grandmaison.)

L'alimentation doit être surveillée dès la naissance. Le médecin conseillera l'allaitement naturel exclusif et prolongé : l'enfant sera nourri au sein jusqu'à dix-huit mois ou deux ans, ne prenant pas, avant dix ou douze mois, d'autres aliments que le lait. Si l'enfant est au biberon, les tétées seront rationnées est espacées ; il peut être utile de remplacer une partie du lait par de l'eau de la Grande source de Vittel ou de la source Cachat d'Evian, quand il y a dyspesie ou oligurie avec urines uratiques, parfois par de l'eau d'Alet ou de l'eau de la source salée de Vittel quand il y a insuffisance d'excrétion biliaire et constipation. Le sevrage sera progressif ; l'enfant sera surtout un végétarien et un buveur de lait ou d'eau.

Arthritisme des Enfants.

Le régime d'entretien et de croissance pour l'enfant arthritique est le régime normal avec une diminution légère de la matière azotée et une augmentation sensible des alcalis par le moyen des légumes verts et des fruits ; c'est un régime léger.

Pain. — L'enfant arthritique doit manger peu de pain ; le pain permet la suralimentation, acidifie le sang par le phosphore et le soufre de ses nucléines. 4 à 5 gr. de pain environ par kilogr. de poids du corps suffisent aux jeunes arthritiques. Le pain grillé et les biscottes sont préférables.

Potages. — Les potages maigres sont préférables aux potages gras pour les enfants arthritiques. Le bouillon est un aliment nervin, un excitant de la circulation, un congestionnant du foie et des reins. Le bouillon de bœuf et le bouillon de poule préparés avec beaucoup de légumes sont seuls permis en quantité modérée deux fois par semaine. Les potages doivent être considérés comme des peptogènes, des apéritifs, et non comme des aliments ; ils doivent être pris lentement et mastiqués.

Œufs. — Les œufs ne donnent lieu à aucune excrétion urique ; ils sont permis sous toutes les formes et permettent de varier l'alimentation des enfants arthritiques. Leur usage doit être cependant modéré lorsque les fonctions hépatiques sont viciées.

Viandes. — L'arthritique doit manger peu de viande. La quantité utile est évaluée à 3 gr. par kilogr. du poids du corps. « On fait manger trop tôt de la viande aux enfants, surtout aux enfants de souche arthritique ; il suffit, pendant plusieurs années, qu'ils en mangent une fois par jour. »

Sont interdites : 1° les viandes blanches jeunes, les parties gélatineuses et les abats, qui contiennent des nucléines en quantité exagérée ; 2° les viandes noires, dont les extractifs engendrent l'acide urique. Le mouton et le poulet sont préférables aux autres viandes. La viande doit être consommée grillée ou rôtie.

Poissons. — Les poissons à chair maigre sont les seuls permis ; ils doivent être choisis très frais et mangés de préférence bouillis.

Sauces et condiments. — Ils doivent être employés à faible dose : sel 7 gr., beurre 40 gr. pour la préparation des aliments des deux repas.

Pâtes et farineux. — Les pâtes doivent être bien cuites et bien mastiquées; le pain doit être diminué quand il est fait usage des pâtes.

Le riz et la pomme de terre, généralement bien tolérés, ne le sont pas toujours dans les cas de stagnation gastrique.

Légumes. — Les légumes secs, très azotés, riches en nucléines, engendrent de l'acide urique et contiennent de l'acide oxalique : ils sont proscrits.

Les légumes verts sont alcalinisants, laxatifs et diurétiques ; tous sont permis, sauf ceux riches en acide oxalique : les haricots verts, épinards, asperges, la tomate sont défendus aux enfants arthritiques, surtout aux oxaluriques. Les choux-fleurs et choux divers ne sont permis que s'ils sont bien tolérés.

Les légumes verts doivent être bien mûrs, fraîchement cueillis et cuits à l'étuvée pour qu'ils conservent leurs sels et leur arome.

Entremets et pâtisseries. — Les entremets et

pâtisseries ne doivent être pris qu'en petite quantité ; ils ne doivent que compléter les repas peu substantiels.

Fruits. — Les fruits très mûrs et lavés à l'eau bouillie sont permis, sauf les fruits acides ; ils doivent être bien mâchés et insalivés pour être bien digérés.

Les meilleurs fruits sont : le raisin, l'orange douce, la pêche et la pomme ; les fraises et les abricots ne sont permis que s'ils sont tolérés. Les fruits cuits sont préférables et doivent être donnés sous forme de compotes.

Fromages. — Le fromage blanc, le Brie, le Gruyère Emmmental, le Hollande sont permis.

Boissons. — Les enfants arthritiques doivent boire peu et lentement par gorgées espacées.

Aux repas. — 1 verre de boisson : eau de source, eaux minérales légères (Alet, Vittel Grande Source, Evian source Cachat, eau de Saint-Colomban, Royat, Martigny, Contrexéville, etc.) ; infusions aromatiques chaudes légèrement sucrées (tilleul, feuilles d'oranger, feuilles de frêne, chiendent, queues de cerises, houblon, camomille). Sont tolérés : vin blanc de Bordeaux très léger, cidre doux de l'année (janvier à avril), coupé d'eau, citronnade.

En dehors des repas. — Eau (la meilleure boisson); jus de fruits, limonades crues ; décoctions de chiendent, queues de cerises, tisane de pommes; infusions de chicorée, sauge, reine des prés, café de malt. Le lait pur, le lait écrémé, le petit lait (diurétique), le lait caillé (laxatif), sont des boissons alimentaires.

Au régime il faut joindre la vie en plein air, les exercices physiques proportionnés au degré de résistance de l'enfant, et la modération du jeu des centres nerveux.

Menus hebdomadaires
pour grands Enfants Arthritiques.

RÉGIME ALIMENTAIRE

Petit déjeuner (7 h. 1/2 matin).

Pain grillé : 50 grammes.

Infusion (sauge, houblon, tilleul, oranger), jus de fruits, tisanes (chiendent, queues de cerises), lait écrémé, petit lait, eaux de Vittel, Contrexéville, Bains-les-Bains, Martigny, Alet, Royat, Evian, etc. ou :

Fruits crus très mûrs : raisins, pêches, figues.

Déjeuner (midi).

Goûter (4 h. du soir).

Eau ou eau minérale : 1 verre.

Dîner (7 h. du soir).

MENUS HEBDOMADAIRES

Dimanche.

Déjeuner *(12 heures)*.	Dîner *(7 heures)*.
1 côtelette de mouton grillée (60 gr.)	100 gr. potage purée de carottes.
80 gr. purée de pommes de terre	1 œuf en cocotte à l'eau.
40 gr. crème renversée à la vanille.	60 gr. laitues à la crème.
	1 grappe de raisin.
Pain grillé : 50 gr.	Pain grillé : 50 gr.
Eau : 1 verre.	Eau ou infusion : 1 verre.

Lundi.

Déjeuner	Dîner.
60 gr. blanc de poulet rôti.	100 gr. potage crème d'orge.
1 artichaut sauce mousseline.	1 œuf poché à la chicorée.
50 gr. charlotte aux pommes.	50 gr. compote de cerises.
Pain grillé : 50 gr.	Pain grillé : 50 gr.
Eau : 1 verre.	Eau : 1 verre.

Mardi.

Déjeuner.	Dîner.
60 gr. sole bouillie à la sauce blanche.	100 gr. potage purée de pommes de terre.
50 gr. nouilles au beurre.	60 gr. soufflé de cardons.
1 grappe de raisin.	50 gr. marmelade de poires.
Pain grillé : 50 gr.	Pain grillé : 50 gr.
Eau : 1 verre.	Eau : 1 verre.

Mercredi.

Déjeuner.	Dîner.
Omelette (2 œufs) aux laitues.	100 gr. bouillon de poule.
60 gr. choux fleurs à la sauce blanche.	50 gr. grenouilles au naturel.
1 tartelette aux fruits.	1 pomme de terre au four.
	1 pêche bien mûre.
Pain grillé : 50 gr.	Pain grillé : 50 gr.
Eau : 1 verre.	Eau : 1 verre.

Jeudi.

Déjeuner.	Dîner.
60 gr. filet de bœuf rôti.	100 gr. potage crème de
60 gr. endives au jus.	laitues.
50 gr. compote de reines-	50 gr. riz au lait.
claude.	40 gr. gelée de pommes.
Pain grillé : 50 gr.	Pain grillé : 50 gr.
Eau : 1 verre.	Eau : 1 verre.

Vendredi.

Déjeuner.	Dîner.
60 gr. perche bouillie à la	100 gr. potage purée de
sauce blanche.	potiron.
60 gr. purée de concombres.	50 gr. soufflé à l'arrow-root.
1 pot de crème à la vanille.	50 gr. fromage frais à la
	crème.
Pain grillé : 50 gr.	Pain grillé : 50 gr.
Eau : 1 verre.	Eau : 1 verre.

Samedi.

Déjeuner.	Dîner.
60 gr. escalope de veau grillée	100 gr. potage crème de
60 gr. salsifis en purée.	laitues.
50 gr. compote de pommes.	50 gr. pudding de sagou.
	1 banane.
Pain grillé : 50 gr.	Pain grillé : 50 gr.
Eau : 1 verre.	Eau : 1 verre.

Recettes culinaires.

Potages gras.

Bouillon de bœuf.

Placer la viande à l'eau froide (600 gr. de viande pour
1 litre 1/2 d'eau). Au premier bouillon écumer, saler
faiblement, ajouter carottes 120 gr., navets 70 gr., blancs

de poireaux 50 gr. Faire cuire lentement 5 heures. Tamiser à la serviette.

Bouillon de poule.

Vider, flamber, brider une poule moyenne (1 kg.). La mettre cuire dans 1 litre 1/2 d'eau. Faire bouillir, écumer, ajouter 120 gr. de carottes, 50 gr. de blanc de poireaux, 8 gr. de sel. Laisser cuire 2 heures à faible ébullition ; dégraisser à la serviette.

Potages maigres.

Velouté à l'eau.

Faire bouillir 1/2 litre d'eau. Délayer 2 cuillerées de crème de riz dans un peu d'eau froide ; l'ajouter au liquide bouillant en remuant, saler très légèrement. Laisser cuire 20 minutes, ajouter un jaune d'œuf et 10 grammes de beurre frais au moment de servir.

Potage purée de pommes de terre.

Faire cuire à l'eau 250 gr. de pommes de terre épluchées et coupées en tranches. Les évaporer à l'entrée du four. Les tamiser et mouiller la purée de 5 décilitres de lait ; ajouter une prise de sel et 10 gr. de beurre frais au moment de servir.

Potages aux légumes frais (*ceux permis*).

Voir *Régime des Dyspeptiques*.

Potage purée de carottes.

Faire cuire à l'eau pendant 50 minutes 6 carottes coupées en tranches. Les passer au tamis fin et mouiller la purée de 4 décilitres de lait; saler légèrement, et servir en ajoutant 10 gr. de beurre frais.

Potage purée de potiron.

Couper en tranches 250 gr. de potiron épluché. Le faire cuire à couvert dans 2 décilitres d'eau pendant 30 minutes. Passer au tamis et mouiller la purée de 5 décilitres de lait; ajouter une pincée de sel; 10 gr. de beurre frais pour servir.

Potage à la crème d'orge.

Faire bouillir 2 décilitres de lait ; délayer 2 cuillerées de crème d'orge avec 1 décilitre de lait froid que l'on verse dans le lait bouillant. Ajouter un peu de sel. Laisser cuire 25 minutes. Passer à la passoire fine pour servir.

ŒUFS

Œufs brouillés à l'eau.

Faire bouillir 2 cuillerées d'eau dans une petite casserole. Ajouter 2 œufs battus et légèrement salés. Les remuer jusqu'à ce qu'ils soient cuits, et ajouter 5 gr. de beurre frais au moment de servir.

Œufs sur le plat à l'eau.

Mettre une cuillerée d'eau bouillante dans un plat à œufs. Casser les œufs dessus, mettre au four 3 minutes.

Œufs à la coque.

Faire bouillir 1 litre d'eau; dès l'ébullition y plonger les œufs, couvrir la casserole et laisser pocher 3 minutes.

Œuf en cocotte à l'eau.

Mettre dans la cocotte une petite cuillerée d'eau bouillante. Casser l'œuf dessus et faire cuire 4 minutes au four ou au bain-marie.

Œufs pochés à la chicorée.

Mettre dans une casserole 1 litre d'eau, 5 gr. de sel, une goutte de jus de citron. Faire bouillir. Casser les œufs à l'endroit où se produit l'ébullition. Laisser pocher 4 minutes. Egoutter les œufs. Les servir sur purée de chicorée.

Omelette au naturel.

Verser les œufs battus dans une poële rigoureusement propre et légèrement beurrée. Procéder sur feu vif. Servir l'omelette bien moëlleuse.

Omelette aux laitues.

Procéder comme pour l'omelette ordinaire ; avant de la plier, la farcir de quelques cuillerées de laitues à la crème.

VIANDES DE BOUCHERIE

Mouton.

Gigot rôti.

Faire rôtir 20 minutes au kilogramme. Après cuisson, laisser au chaud quelques minutes avant de servir.

Selle de mouton rôtie.

Même méthode que pour le gigot rôti.

Côtelette de mouton grillée.

Prendre dans le carré une côtelette, la dégraisser complètement, la parer, l'aplatir légèrement. La faire cuire sur le gril à feu vif pendant 10 minutes; saler après cuisson.

Côtelette de mouton hachée grillée.

Détacher la noix d'une côtelette, la hacher très finement en lui ajoutant très peu de sel. Reformer cette noix avec la chair hachée, et faire griller 8 minutes.

Bœuf.

Filet de bœuf rôti.

Parer et dénerver un cœur de filet de bœuf; le fixer à la broche après l'avoir badigeonné légèrement de beurre. Le faire cuire à feu vif 20 minutes au kilogr. Saler après cuisson et servir le jus bien dégraissé à part. Laisser reposer au chaud quelques minutes avant de servir.

Filet de bœuf rôti au four.

Le filet de bœuf sera placé sur un gril à pied, et la cuisson sera de 15 minutes au kilogramme.

Faux-filet rôti.

Même méthode et même temps de cuisson que pour le filet rôti au four. — Avoir bien soin de dénerver et de dégraisser avant de faire cuire.

Tranche de filet de bœuf grillée.

Prendre une tranche de filet de bœuf de 200 grammes, la parer, l'aplatir légèrement. La faire griller à feu vif 8 minutes.

Tournedos grillé.

Prendre une tranche de filet de bœuf de 100 grammes;

lui donner une forme ronde, la faire griller à feu vif 4 minutes.

Veau.

Rôtis de veau.

Choisir de préférence le carré, la selle, le filet. Procéder comme pour le rôti de bœuf. Faire cuire 40 minutes au kilogr.

Côtelette de veau rôtie.

Prendre une côtelette de 150 grammes dans le carré; la parer, la faire rôtir 12 minutes.

Escalope de veau grillée.

Prendre une escalope de 80 à 100 gr. dans la noix ou dans le filet. La parer, la dénerver et l'aplatir. La faire griller 8 minutes à feu modéré.

Agneau.

Gigot d'agneau rôti.

Procéder comme pour le gigot de mouton rôti ; temps de cuisson : 25 minutes au kilogramme.

Côtelette d'agneau grillée.

Même méthode que pour les Côtelettes de mouton.

VOLAILLES

Poulet rôti.

Rôtir à la broche ou au four : 3/4 d'heure de cuisson pour un poulet moyen. Servir le jus bien dégraissé à part. Débarrasser le poulet de sa peau pour servir.

Poulet poché aux céleris.

Vider, flamber, brider un poulet moyen, le mettre dans une casserole, le couvrir de 8 décilitres d'eau, ajouter une carotte coupée en tranches, un fragment de céleri, une branche de persil et une pincée de sel. Faire partir à feu vif. Ecumer. Ajouter alors 4 pieds de céleris blanchis 15 minutes à l'eau salée et bien égouttés. Faire cuire à couvert à ébullition modérée pendant 40 minutes. Egoutter le poulet, l'entourer avec les céleris réduits en purée.

Poulet poché aux laitues.

Procéder comme pour le Poulet aux céleris. Remplacer ces derniers par quelques laitues blanchies et tamisées.

POISSONS

Sole bouillie.

Mettre une sole de 250 grammes dans 4 décilitres d'eau, 1 décilitre de lait écrémé, une pincée de sel. Faire partir en plein feu, et laisser pocher 15 minutes. Servir avec sauce blanche.

Merlan bouilli.

Mettre un merlan de 200 grammes vidé et lavé dans 4 décilitres d'eau, une pincée de sel. Faire partir en plein feu. Laisser pocher 10 minutes. Servir avec sauce blanche.

Barbue bouillie.

Procéder comme pour la Sole.

Perche bouillie.

Procéder comme pour le Merlan.

Brochet bouilli.

Diviser le brochet en tronçons et le faire cuire dans un court bouillon comme pour le Merlan.

Grenouilles.

Grenouilles au naturel.

Placer 18 grenouilles parées dans une casserole avec une pincée de sel, une branche de thym, 10 gr. de beurre et 2 cuillerées d'eau. Faire cuire 10 minutes à couvert. Retirer les grenouilles, faire réduire la cuisson et la verser sur les grenouilles pour servir.

Grenouilles à la sauce blanche.

Faire cuire les grenouilles comme ci-dessus et les servir arrosées de quelques cuillerées de sauce blanche.

SAUCES

Sauce blanche.

Délayer 1 cuillerée de farine d'orge dans 2 décilitres d'eau froide, ajouter une pincée de sel, et faire cuire 5 minutes en remuant sans cesse. Ajouter hors du feu un jaune d'œuf battu et 10 grammes de beurre frais.

PATES

Pâte à nouilles.

Placer en cercle sur une table 250 grammes de farine tamisée, 2 œufs entiers, 2 jaunes et 8 grammes de sel ;

mélanger le tout. Ecraser la pâte avec la paume de la main, et lorsque l'ensemble est homogène, le mettre en boule et le placer dans un linge saupoudré de farine que l'on placera au frais pendant 2 heures. Après ce temps, diviser la pâte en 4 parties que l'on abaissera au rouleau aussi mince que possible sur une table farinée. Découper la pâte en lanières fines : mettre cuire à l'eau bouillante salée pendant 18 minutes.

Nouilles au naturel.

Plonger les nouilles à l'eau bouillante légèrement salée. Laisser pocher à couvert 18 minutes. Les égoutter et les faire évaporer à l'entrée du four pendant 10 minutes.

Nouilles au beurre.

Faire cuire et évaporer les nouilles comme ci-dessus et leur ajouter hors du feu 25 grammes de beurre frais.

Macaronis au naturel.

Plonger 100 grammes de macaronis cassés en bâtonnets de 6 à 7 centimètres dans 1 litre d'eau bouillante salée. Laisser cuire 20 minutes. Egoutter le macaroni. Le faire évaporer à couvert à l'entrée du four pendant 10 minutes. Le servir avec beurre frais à part.

Macaronis à la purée de carottes.

Même méthode de cuisson que pour les macaronis au naturel ; ajouter, pour servir, quelques cuillerées de purée de carottes.

Gnocchis à la semoule fine.

Faire bouillir 2 décilitres de lait, ajouter un peu de sel. Quand le lait bout, y verser en pluie 3 cuillerées de semoule ; laisser cuire 20 minutes ; étendre cette masse sur une plaque, laisser refroidir. Quand la pâte sera froide, couper en carrés et mettre gratiner au four.

Gnocchis à la fleur de farine.

Faire bouillir 2 décilitres d'eau légèrement salée ; y verser 4 cuillerées de farine en remuant fortement ; laisser sécher cette pâte pendant 15 minutes au bord du four. La retirer, la rouler et la couper en morceaux de la grosseur d'une noisette ; plonger ceux-ci dans 2 litres d'eau bouillante salée, laisser cuire 20 minutes ; les égoutter soigneusement et les mettre dans une cocotte au four 20 à 25 minutes ; servir au sel ou au sucre.

Riz au beurre.

Laver à l'eau froide 125 gr. de riz Caroline. Le faire cuire à l'eau salée pendant 35 minutes ; égoutter, faire évaporer à l'entrée du four. Ajouter hors du feu 15 gr. de beurre frais.

Riz au lait.

Laver à l'eau froide 125 grammes de riz Caroline. Le mettre dans une casserole dans 1/2 litre d'eau froide, le faire bouillir 2 minutes en plein feu en le remuant avec la spatule, l'égoutter. Le faire cuire à couvert dans 4 décilitres de lait bouilli, ajouter 50 grammes de sucre, une pincée de sel, le parfum (vanille ou fleurs d'oranger). Durée de la cuisson : 35 minutes.

Riz au lait et aux jaunes d'œufs.

Procéder comme pour le riz au lait, et ajouter après cuisson 3 jaunes d'œufs battus. Mélanger délicatement pour ne pas écraser les grains de riz.

Semoule au lait.

Même procédé que pour le riz au lait. Faire cuire la semoule 25 minutes seulement.

Semoule au lait et aux jaunes d'œufs.

Procéder comme pour la semoule au lait, et ajouter après cuisson 3 jaunes d'œufs battus.

LÉGUMES

Laitues.

Laitues au naturel.

Eplucher, laver, faire blanchir 6 laitues pendant 5 minutes dans l'eau salée bouillante. Les égoutter et les mettre cuire lentement, dans du bouillon bien dégraissé, pendant 30 minutes.

Laitues à la sauce blanche.

Les faire cuire comme les laitues au naturel. Les égoutter et les napper de quelques cuillerées de sauce blanche.

Laitues au jus.

Les faire cuire au naturel, les égoutter, et les arroser de bon jus de rôti bien dégraissé.

Purée de laitues à la crème.

Les faire cuire au naturel, les tamiser et leur ajouter au bain-marie quelques cuillerées de crème fraîche.

Chicorées.

Chicorées au naturel.

Faire blanchir pendant 18 minutes 6 chicorées très

blanches et lavées à plusieurs eaux dans 3 litres d'eau salée bouillante. Les égoutter, les rafraîchir, les passer au tamis fin. Délayer la purée avec 3 décilitres de bouillon léger dégraissé, ajouter une pincée de sel, une pincée de sucre. Mettre cuire à couvert pendant 40 minutes. Ajouter, pour servir, 15 grammes de beurre frais.

Chicorées à la crème.

Les faire cuire au naturel et leur ajouter au bain-marie quelques cuillerées de crème au moment de servir.

Chicorées au jus.

Les faire cuire au naturel, les arroser de quelques cuillerées de bon jus de rôti bien dégraissé.

Chicorées à la sauce blanche.

Les faire cuire au naturel, les arroser de quelques cuillerées de sauce blanche au moment de servir.

Endives.

Endives au naturel.

Mettre cuire dans 1 décilitre 1/2 d'eau 6 endives lavées et épluchées. Leur ajouter une pincée de sel, une pincée de sucre et quelques gouttes de jus de citron. Faire partir en plein feu et laisser cuire à couvert à ébullition lente pendant 40 minutes. Servir avec beurre frais à part.

Endives au jus.

Les cuire au naturel, les égoutter et les arroser de bon jus de rôti bien dégraissé.

Purée d'endives.

Cuire les endives au naturel, les égoutter, les tamiser,

et leur incorporer quelques cuillerées de sauce blanche.

Céleris.

Céleris au naturel.

Faire blanchir 10 minutes dans 3 litres d'eau salée 3 pieds de céleris dont on aura supprimé les feuilles dures extérieures et qui auront été lavés à plusieurs eaux. Les égoutter, les mettre cuire de nouveau à faible ébullition pendant 1 heure dans 4 décilitres de bouillon bien dégraissé. Les égoutter pour servir.

Céleris au jus.

Les cuire au naturel, les égoutter, les arroser de bon jus de rôti bien dégraissé.

Céleris à la sauce blanche.

Cuire les céleris au naturel, les égoutter. les tamiser et leur incorporer quelques cuillerées de sauce blanche.

Céleris en purée.

Les cuire au naturel, les égoutter, les tamiser et leur incorporer quelques cuillerées de crème ou de sauce blanche.

Cardons.

Cardons au naturel.

Supprimer les feuilles dures, diviser les côtes en morceaux réguliers. Enlever minutieusement tous les filaments. Laver à grande eau. Faire bouillir 1 litre d'eau dans lequel on délaiera 2 cuillerées de farine, le jus d'un demi-citron. Plonger les cardons au moment de l'ébullition, et laisser cuire 1 heure 1/2.

Cardons à la sauce blanche.

Cuire les cardons au naturel et les servir avec une sauce blanche.

Cardons au jus.

Les cuire au naturel et les servir avec du jus de rôti bien dégraissé.

Cardons en purée.

Cuire les cardons au naturel, les tamiser et leur ajouter hors du feu un peu de beurre frais et quelques cuillerées de crème.

Soufflé de cardons.

Préparer 4 côtes de cardons au naturel, les tamiser. Ajouter à la purée 4 cuillerées de sauce blanche, 3 jaunes d'œufs. Laisser reposer 1/2 heure. Ajouter les blancs battus en neige, et verser la préparation dans un moule beurré et chapeluré que l'on emplira aux trois quarts. Cuire à feu doux et servir avec une sauce blanche.

Artichauts.

Artichauts au naturel.

Parer et raccourcir l'extrémité des feuilles de 3 artichauts, laver à grande eau et ficeler les artichauts pour éviter qu'ils se brisent à la cuisson. Faire cuire dans 3 litres d'eau bouillante légèrement salée. Egoutter, et servir avec sauce blanche ou sauce mousseline.

Purée de fonds d'artichauts.

Cuire 4 artichauts au naturel. Réduire les fonds en purée, ajouter au dernier moment 20 gr. de beurre frais ou quelques cuillerées de crème.

Pain d'artichauts.

Préparer une purée de 4 fonds d'artichauts. Ajouter 4 jaunes d'œufs, 1 cuillerée de sauce blanche. Remplir un petit moule de la préparation. Faire cuire au bain-marie pendant 25 minutes, démouler pour servir et napper de 3 cuillerées de sauce blanche.

Choux-fleurs.

Chou-fleur au naturel.

Diviser un chou-fleur en bouquetons, le laver, le blanchir 5 minutes à l'eau bouillante salée. L'égoutter, le remettre cuire dans une nouvelle eau salée pendant 18 minutes. Egoutter et servir avec beurre frais à part.

Chou-fleur à la sauce blanche.

Le cuire au naturel et le servir avec une sauce blanche.

Purée de chou-fleur.

Le cuire au naturel, le tamiser et ajouter à la purée quelques cuillerées de crème.

Pain de chou-fleur.

Même méthode que pour le pain d'artichauts.

Concombres.

Concombre au naturel.

Diviser un concombre en tronçons réguliers. Les faire cuire à l'eau salée bouillante. Egoutter et servir avec beurre frais à part.

Purée de concombre.

Cuire le concombre au naturel. Tamiser et ajouter 1/3 de purée de pommes de terre pour donner plus de consistance.

Pommes de terre.

Purée de pommes de terre à l'eau.

Mettre cuire à l'eau froide salée 500 grammes de pommes de terre. Les égoutter, les passer au tamis, mouiller la purée avec l'eau de cuisson, et lui ajouter hors du feu 20 grammes de beurre frais.

Purée de pommes de terre au lait.

Même méthode de cuisson que pour la purée de pommes de terre à l'eau. Opérer le mouillement avec du lait.

Soufflé de pommes de terre.

Préparer une purée de pommes de terre au lait. Lui ajouter 3 jaunes d'œufs et 3 blancs battus en neige. Cuire 8 minutes au four dans un moule à soufflé. Servir avec sauce blanche.

Pommes de terre en coquilles.

Laver soigneusement 4 belles pommes de terre de Hollande. Les faire cuire au four. Pratiquer une ouverture, retirer la pulpe sans briser l'enveloppe. Tamiser la pulpe, lui ajouter 2 jaunes d'œufs, une pincée de sel, 2 blancs fouettés ferme. Remettre la purée dans les pommes de terre et mettre cuire à four chaud 6 minutes.

Pommes de terre au four.

Laver les pommes de terre, les essuyer ; les mettre au

four. Les retourner pour que la chaleur les pénètre partout.

Pommes de terre en robe de chambre à la vapeur.

Mettre dans une marmite un double fond ou grillage:
remplir d'eau l'espace vide et disposer les pommes de
terre, bien lavées, sur le double fond. Cuisson : 3/4
d'heure.

Pommes de terre gratinées.

Mettre de la purée très fine dans un plat à gratin bien
beurré. La saupoudrer de gruyère et de chapelure, arroser de beurre fondu, faire gratiner à four vif.

Pommes de terre au lait.

Mettre dans une casserole des pommes de terre pelées
et coupées en morceaux, les recouvrir de lait, ajouter
sel, muscade. Faire cuire 40 minutes sur feu doux. Au
moment de servir, lier la sauce avec jaune d'œuf.

Pommes de terre à la sauce béchamel.

Verser sur les pommes de terre cuites une sauce béchamel.

Pommes de terre à la maître d'hôtel.

Couper en rondelles des pommes de terre pelées et
cuites à l'eau salée. Faire fondre du beurre auquel on
ajoute persil haché, sel, jus de citron, et verser cette
sauce sur les pommes de terre.

Pommes de terre nouvelles au beurre.

Les gratter, les essuyer, les mettre dans du beurre
bien chaud : bien couvrir. Cuisson à feu modéré :
3/4 d'heure. Saler au moment de servir.

Carottes

Carottes au naturel.

Eplucher 20 carottes nouvelles. Les mettre cuire dans 2 décilitres d'eau, une pincée de sucre. Faire partir en plein feu, et faire cuire à couvert à ébullition soutenue pendant 40 minutes.

Carottes à la sauce blanche.

Les cuire au naturel et les couvrir de quelques cuillerées de sauce blanche au moment de servir.

Pain de carottes.

Même méthode que pour le pain de chou-fleur.

Purée de carottes.

Les cuire au naturel, les tamiser, leur ajouter hors du feu un peu de beurre frais et quelques cuillerées de crème.

Soufflé de carottes.

Préparer une purée de carottes, ajouter une cuillerée de sauce blanche, un jaune d'œuf, un blanc fouetté très ferme. Mettre cuire au four dans un moule à soufflé pendant 8 minutes.

Navets

Navets au naturel.

Choisir 12 navets bien tendres. Les mettre cuire dans 3 décilitres d'eau, une pincée de sel, une pincée de sucre. Faire cuire à ébullition soutenue pendant 50 minutes.

Navets à la sauce blanche.

Les cuire au naturel, les égoutter; les couvrir de quelques cuillerées de sauce blanche pour servir.

Purée de navets.

Tamiser des navets cuits au naturel, leur ajouter le 1/3 de leur poids de purée de pommes de terre.

Salsifis.

Salsifis au naturel.

Ratisser, couper en tronçons une botte de salsifis. Les laver à l'eau acidulée pour les empêcher de noircir. Délayer 4 cuillerées de farine dans 2 litres d'eau, le jus d'un demi-citron. Plonger les salsifis dans la cuisson, ajouter une pincée de sel. Faire partir en plein feu. Laisser cuire doucement pendant 1 heure 1 2.

Salsifis à la sauce blanche.

Cuire les salsifis au naturel, les égoutter, les servir avec une sauce blanche à part.

Salsifis au jus.

Cuire les salsifis au naturel. Les égoutter, les servir arrosés de bon jus de rôti bien dégraissé.

Salsifis en purée.

Les cuire au naturel, les égoutter, les tamiser. Ajouter à la purée un peu de beurre frais et quelques cuillerées de crème.

LEGRAND. — Cuisine diététique 7

Crosnes du Japon.

Crosnes à la sauce blanche.

Les faire tremper à l'eau tiède pendant 1/4 d'heure. Les brosser soigneusement, les laver à grande eau. Les sécher, les mettre cuire à l'eau salée bouillante pendant 12 minutes. Les faire égoutter, et les servir arrosés de sauce blanche.

ENTREMETS

Crèmes.

Crème renversée à la vanille.

Faire bouillir 1/2 litre de lait avec 100 grammes de sucre, un peu de vanille. Verser le lait tiède sur 4 jaunes d'œufs battus plus un œuf entier. Bien mélanger et faire cuire au bain-marie pendant 25 minutes. Laisser refroidir avant de démouler.

Pots de crème à la vanille.

Faire bouillir 1/2 litre de lait avec 80 grammes de sucre, un peu de vanille. Verser le lait tiède sur 4 jaunes d'œufs battus. Tamiser, mettre en pots. Faire cuire 25 minutes au bain-marie.

Œufs à la neige.

Faire bouillir 1 litre de lait avec 200 grammes de sucre, un peu de vanille ou de fleurs d'oranger. Séparer les jaunes des blancs de 6 œufs. Battre les blancs en neige très ferme et les sucrer. Prendre le mélange par cuillerées que l'on fait tomber doucement dans le lait bouillant: en mettre autant que peut porter la surface du lait ; les retourner au bout d'un instant, laisser cuire encore un peu et les retirer avec une écumoire. Lorsque tous les blancs seront cuits, battre les jaunes, les mêler avec le lait passé à la fine passoire et remettre sur le feu. Remuer jusqu'à ce que la crème épaississe et la verser autour des blancs de manière à ne pas les en recouvrir.

Crème anglaise.

Verser 1/2 litre de lait bouilli, refroidi et sucré avec 150 grammes de sucre, sur 6 jaunes d'œufs battus. Ajouter le parfum (vanille, fleurs d'oranger, citron, etc.). Faire cuire en remuant jusqu'à ébullition.

Entremets au riz, Soufflés et Puddings.

Riz aux pommes.

Peler et diviser par quartiers 2 pommes reinettes. Les faire cuire dans 2 décilitres de sirop à 10°. Egoutter les quartiers de pommes. Les placer dans une timbale sur une couche de riz au lait lié aux œufs.

Cet entremets peut se servir chaud ou froid.

Semoule aux pommes.

Même procédé que pour le riz aux pommes. Dresser les quartiers de pommes sur semoule au lait liée aux jaunes d'œufs.

Soufflés.

Soufflé à l'arrow-root.

Délayer 10 grammes d'arrow-root dans 2 décilitres de lait froid, ajouter 80 grammes de sucre et une pincée de sel. Faire bouillir, ajouter hors du feu 4 jaunes d'œufs,

4 blancs fouettés et le parfum (vanille ou fleurs d'oranger). Verser dans une timbale à soufflé beurrée et saupoudrée de sucre. Faire cuire à chaleur modérée et servir aussitôt.

Soufflé aux fruits.

Préparer le soufflé comme le soufflé à l'arrow-root ; lui ajouter 50 grammes de purée de fruits. Même méthode de cuisson.

Puddings.

Sauce à la pulpe de pêches.

Passer au tamis fin 200 grammes de pêches très mûres. Ajouter 100 grammes de sucre, 4 cuillerées d'eau. Faire bouillir, écumer et passer au tamis de soie.

Cette sauce sert à accompagner les puddings.

Pudding de tapioca.

Verser en pluie 60 grammes de tapioca dans 1/2 litre de lait bouilli avec 80 grammes de sucre et une pincée de sel. Laisser cuire 20 minutes en remuant avec la spatule. Ajouter hors du feu 4 jaunes d'œufs et 2 blancs fouettés ferme, parfumer et verser dans un plat à pudding. Cuire au bain-marie. Servir dans le plat de cuisson.

Pudding de semoule.

Même méthode. Faire cuire la semoule 30 minutes.

Pudding de vermicelle.

Même méthode. Faire cuire le vermicelle 15 minutes.

Pudding de sagou.

Même méthode. Faire cuire le sagou 12 minutes.

Pudding de riz.

Faire blanchir pendant 5 minutes 60 grammes de riz caroline dans 1 litre d'eau. L'égoutter, le laver, le mettre cuire 35 minutes dans 1/2 litre de lait, 80 grammes de sucre et une pincée de sel. Après cuisson, ajouter 2 œufs entiers, 2 blancs battus et le parfum, bien mélanger. Faire cuire au bain-marie à feu modéré dans un plat à pudding.

Pâtisseries.

Pâte pour tartelettes aux fruits.

Mettre 125 grammes de farine, 125 grammes d'arrow-root en cercle sur la table. Placer au milieu 25 gr. de beurre, 75 gr. de sucre, 3 jaunes d'œufs, 2 gr. 1/2 de sel, un peu d'eau. Mélanger, fraiser à deux reprises. Mettre la pâte en boule. La placer dans un linge, la laisser reposer au frais 2 heures avant de l'employer.

Tartelettes aux fruits.

Préparer une pâte comme ci-dessus. Abaisser cette pâte au rouleau à l'épaisseur d'un demi-centimètre. Placer cette pâte dans des moules à tartelettes : avec une fourchette faire quelques trous dans le fond. Garnir avec des fruits sans leurs noyaux. Saupoudrer de sucre fin, et faire cuire à four chaud.

Tartelettes aux fraises, framboises.

Foncer les moules comme ci-dessus. Faire cuire les tartelettes à vide. Placer les fruits après cuisson de la pâte, et maintenir les tartelettes garnies quelques minutes à l'entrée du four pour atténuer la crudité des fruits.

Biscuit de Savoie.

Mélanger 6 jaunes d'œufs, 200 gr. de sucre en poudre, le zeste d'un demi-citron râpé. Ajouter peu à peu 200 gr. de fécule de pommes de terre. 6 blancs d'œufs battus en neige très ferme, puis 15 gr. de levure sèche en poudre. Faire cuire au four 1 heure dans un moule à biscuit beurré et saupoudré de sucre.

Biscuits à la cuillère.

Préparer une pâte comme ci-dessus. Placer avec la cuillère cette pâte en long sur du papier. Glacer le dessus avec un peu de sucre en poudre. Faire cuire au four à chaleur très douce.

Madeleines.

Mélanger 250 gr. de farine, 100 gr. de sucre, 5 cuillerées de lait, 100 gr. de beurre que l'on fait fondre sans le cuire, 4 jaunes d'œufs, 4 blancs battus en neige très ferme, un zeste d'orange râpé, 15 gr. de levure sèche en poudre. Remplir de la préparation des petits moules à madeleines beurrés, et enfourner immédiatement à chaleur modérée.

Visitandine.

Mélanger 200 gr. de fécule, 6 blancs d'œufs battus en neige très ferme, 200 gr. de sucre en poudre, un peu de vanille en poudre, 100 gr. de beurre que l'on fait fondre sans le cuire, 8 gr. de levure sèche en poudre. Verser la préparation dans un moule beurré et faire cuire à four chaud.

FRUITS CUITS

Pomme au four.

Evider une pomme reinette, pratiquer une incision circulaire. La placer dans un plat allant au feu. Mettre dans le centre une noisette de beurre frais, une cuillerée de sucre en poudre et arroser d'une cuillerée d'eau. Faire cuire au four à chaleur modérée. Servir dans le plat de cuisson.

Charlotte aux pommes.

Peler et couper en quartiers quelques pommes reinettes ; les placer dans un moule beurré. Les saupoudrer de sucre en poudre et les faire cuire au four 20 minutes. Ajouter 2 jaunes d'œufs à un quart de crème double. Verser le mélange sur les pommes, et enfourner encore 12 minutes.

Compotes.

Compote de fraises.

Placer les fraises dans un plat de porcelaine à feu. Les saupoudrer d'une cuillerée de sucre en poudre. Faire cuire à l'entrée du four pendant 6 minutes.

Compote de cerises.

Plonger, dans 2 décilitres de sirop à 10° bouillant, 200 grammes de cerises dénoyautées. Laisser pocher pendant 8 minutes.

Compote de cerises à l'étuvée.

Placer les cerises dans un plat de porcelaine à feu : les saupoudrer d'une cuillerée de sucre en poudre. Faire cuire à couvert au four pendant 8 minutes.

Compote de framboises.

Plonger les framboises dans un sirop à 10° bouillant et laisser pocher 5 minutes.

Compote de pêches.

Diviser les pêches par moitié ; enlever la peau. Les plonger dans un sirop à 10° bouillant ; les laisser pocher 10 minutes.

Compote d'abricots.

Enlever la peau et partager par moitié 6 abricots, en retirer les noyaux. Les faire cuire 8 minutes dans 2 décilitres de sirop à 10° bouillant. Laisser refroidir dans la cuisson.

Compote d'abricots à l'étuvée.

Enlever la peau et partager par moitié 6 abricots, en retirer les noyaux. Placer les abricots dans un plat de porcelaine à feu, les saupoudrer d'une cuillerée de sucre en poudre. Mettre cuire à couvert au four pendant 5 minutes.

Compote de mirabelles.

Dénoyauter 250 grammes de mirabelles, les plonger dans deux décilitres de sirop à 10° bouillant. Laisser pocher pendant 8 minutes.

Compote de mirabelles à l'étuvée.

Dénoyauter les mirabelles. Les ranger dans un plat de porcelaine à feu. Les saupoudrer d'une cuillerée de sucre en poudre. Cuire à couvert à four modéré pendant 8 minutes.

Compote de reines-claude.

Piquer les reines-claude avec une épingle, les plonger 1 minute à l'eau bouillante. Egoutter. Remettre pocher dans un sirop à 10° bouillant pendant 8 minutes.

Compote de raisin à l'étuvée.

Prendre des grains de gros raisin muscat. Les placer dans un plat de porcelaine à feu, les saupoudrer d'une cuillerée de sucre en poudre ; cuire à couvert au four pendant 5 minutes.

Compote de pommes.

Peler 6 pommes reinettes, les diviser en quartiers, retirer les pépins. Les faire cuire 20 minutes dans 4 décilitres de sirop à 10°.

Compote de pommes à l'étuvée.

Peler 2 pommes reinettes, les diviser en quartiers, enlever les pépins ; les placer dans un plat de porcelaine à feu, les arroser d'une cuillerée d'eau, et saupoudrer d'une cuillerée de sucre. Cuire à four doux à couvert pendant 25 minutes.

Compote de poires.

Diviser par quartiers 4 grosses poires d'espèce fondante. les peler. Faire cuire pendant 12 minutes dans 3 décilitres de sirop à 10° bouillant.

Compote de poires à l'étuvée.

Peler 2 poires d'espèce fondante, les diviser par quartiers. Les placer dans un plat de porcelaine à feu. Les saupoudrer d'une cuillerée de sucre, et arroser d'une cuillerée d'eau. Faire cuire au four soigneusement à couvert pendant 25 minutes.

Compote de figues fraîches.

Piquer les figues avec une épingle et les faire tremper 2 heures à l'eau froide. Les plonger à l'eau bouillante et les laisser cuire jusqu'à ce qu'elles soient attendries. Egoutter. Placer les figues sur un compotier et verser dessus un sirop à 20° à la vanille.

Compote de bananes.

Retirer la peau de 2 bananes. Mettre cuire l'intérieur 5 minutes dans 1 décilitre de sirop à 10°. Laisser pocher pendant 5 minutes.

Compote de bananes à l'étuvée.

Retirer la peau de 2 bananes. Placer l'intérieur dans un plat de porcelaine à feu. Les saupoudrer d'une cuillerée de sucre. Faire cuire au four à couvert pendant 5 minutes.

Compote de myrtilles.

Laver les myrtilles. Les plonger dans un sirop à 10° bouillant et laisser pocher 10 minutes.

Marmelades.

Marmelade de bananes.

Peler 3 bananes, les diviser en morceaux. Faire cuire pendant 20 minutes avec un verre d'eau et les 3/4 de leur poids de sucre. Passer au tamis.

Marmelade de pommes.

Peler 6 pommes reinettes, les couvrir de 4 décilitres d'eau, ajouter 100 grammes de sucre. Faire cuire 25 minutes. Tamiser.

Marmelade de poires.

Peler 6 poires, les couvrir de 4 décilitres d'eau, ajouter 100 grammes de sucre. Faire cuire 25 minutes. Tamiser.

Marmelade de pêches.

Peler 6 belles pêches se détachant bien du noyau. Les diviser en morceaux. Les plonger dans 1 décilitre de sirop à 10°. Laisser cuire 20 minutes et tamiser.

Confitures.

Confiture de fraises.

Pour 1 livre de *purée* de fraises, 1 livre de sucre; mettre dans une bassine le sucre dissous dans 1 verre d'eau, le cuire *au boulé*; ajouter la purée et faire réduire à feu lent jusqu'à *la nappe*.

Confiture d'abricots.

Laisser mariner une nuit dans un endroit frais les *morceaux* d'abricots placés par couches saupoudrées de sucre (pour 1 livre d'abricots 1 2 livre de sucre). Verser dans une bassine, cuire à feu doux jusqu'à ce que le jus soit absorbé et que la confiture tombe *en nappe*.

Gelées.

Gelée d'abricots.

Mettre les abricots dénoyautés dans une bassine avec de l'eau au ras des fruits et les faire cuire jusqu'à ce qu'ils fondent. Recueillir le jus et lui mêler la moitié de son poids de suc de pommes; ajouter 700 grammes de sucre par litre de liquide. Cuire la gelée *à la nappe*.

Gelée d'oranges.

Jeter le jus des oranges et un poids égal de sucre dans moitié de gelée de pommes ; faire cuire *à la nappe* en écumant souvent.

Gelée de pommes.

Peler et partager les pommes par quartiers ; les couvrir d'eau. Les mettre cuire jusqu'à ce qu'elles fondent. Passer le jus sur un tamis très fin. Y ajouter son poids égal de sucre, une gousse de vanille ; faire cuire jusqu'à consistance voulue.

III

RÉGIME DES ENFANTS DIABÉTIQUES·

Le diabète sucré est une des affections les plus
graves qui puissent atteindre les enfants ; la guérison
est exceptionnelle, et ne peut être obtenue que grâce
à un traitement précoce et énergique, avant tout hygiénique et diététique.

Diabète des Nourrissons.

Le diabète est d'autant plus grave et son évolution
en général d'autant plus rapide que l'enfant est plus
jeune. Chez les nourrissons au sein, il est utile de
donner à chaque tétée une cuillerée à café d'eau de
Vichy. Chez les nourrissons au biberon, le lait sera
sucré avec de la mannite, de la glycérine ou de la
saccharine, et additionné d'eau de Vichy ou de crème ;
le petit-lait additionné de glycérine peut être utilisé.

Vers 6 à 8 mois, le bouillon de bœuf ou un œuf
peuvent être donnés à l'enfant. Chez les enfants sevrés,
l'alimentation sera composée de : lait, crème de lait
délayée dans de l'eau édulcorée avec de la glycérine,

bouillies préparées à la farine d'avoine ou à la semoule de gluten, thé de bœuf, cervelle et ris de veau, viandes hachées, œufs, légumes verts en purée, beurre.

Diabète des Enfants.

Le régime alimentaire du diabète infantile doit remplir quatre indications : 1º réduire les aliments sucrés et les aliments générateurs de sucre ; 2º augmenter les albuminoïdes; 3º augmenter les graisses; 4º satisfaire la soif. Pour mettre en pratique les grandes lignes du traitement alimentaire du diabète, il est nécessaire de *peser* souvent le malade, et de déterminer par l'*examen fréquent des urines* le coefficient d'utilisation des sucres alimentaires *variable suivant chaque diabétique*. « Chaque malade a son équation idio syncrasique pour chaque aliment glycogénique en particulier » (Bouchardat).

Il ne saurait donc exister de régime schématique dans le diabète, et nous nous bornerons à indiquer un régime général mixte, dans lequel, avec les viandes et les graisses pour base, on tolère les légumes qui contiennent le moins d'hydrates de carbones, on réduit le plus sévèrement possible les produits amylacés et on prohibe les fruits très sucrés.

Aliments permis aux Enfants diabétiques.

Le traitement du diabète étant *individuel*, cette liste des aliments permis n'est donnée qu'à titre de renseignements pratiques.

Potages. — Les potages gras recommandés sont : bouillon de bœuf simple ou aux jaunes d'œufs ; consommé de bœuf ; potage aux œufs pochés, potage omelette ; bouillon de poule ; potages gras-purées de chicorée, d'endives, d'épinards ; potage julienne au gras ; bouillie de farine d'avoine au bouillon.

Les potages maigres sont les suivants : potage aux pommes de terre et aux laitues, potage julienne, potage cressonnière, potage purée de poireaux et de pommes de terre, potages purées de chicorée, d'endives, d'épinards, de pommes de terre. Ces légumes divers ne renferment pas ou ne renferment qu'une petite quantité d'hydrates de carbone.

Hors-d'œuvre. — Sont permis aux enfants diabétiques : rillettes, crevettes, sardines à l'huile, thon à l'huile, petits maquereaux à l'huile, jambon fumé, langue fumée, mortadelle d'Italie, tartines de moëlle. Servir ces hors-d'œuvre avec beurre frais.

Œufs. — Les œufs, très nutritifs, sont permis sous toutes les formes : œufs à la coque, œufs sur le plat (à la crème, au fromage, à la chicorée, au jambon), œufs

en cocotte (à la crème, aux purées de cervelle de veau,
de volailles et de poissons, au jambon, à la purée de
viande crue, aux purées de légumes permis), œufs ou
jaunes d'œufs pochés, omelettes à la crème, aux endives, aux laitues, au jambon, à la cervelle, à la pulpe
de viande, omelette mousseline.

Viandes de boucherie. — Les viandes doivent être
prescrites en quantité modérée, car l'abus produit la
suralimentation, très dangereuse pour les diabétiques.
Les viandes préférables sont celles des animaux
adultes.

Les préparations culinaires sont les suivantes :

Bœuf. — Filet et faux-filet rôtis.

Veau. — Rôtis; escalope de veau grillée, côtelette
de veau grillée, escalope de veau sautée, blanquette de
veau, pain de veau, ris de veau à la poulette, aux épinards, ris de veau grillé, cervelle de veau au beurre, à
la sauce crème.

Mouton. — Mouton rôti, côtelette de mouton grillée,
côtelette de mouton hachée grillée.

Porc. — Cervelle de porc, mousse de jambon, jambon aux épinards et aux purées de légumes.

Volailles. — Le poulet, le pigeon, le dindonneau,
la pintade sont permis aux diabétiques.

Gibier. — Le faisan, le perdreau, la mauviette sont
donnés rôtis.

Poissons. — Les poissons permis sont : sole, perche,
huître, turbot, bar, carpe, brochet, sardines.

Sauces. — Aucune farine ne devra entrer dans la préparation des sauces permises aux diabétiques : sauce à la crème, sauce hollandaise, sauce mousseline, sauce jaune, sauce mayonnaise.

Légumes verts. — Les légumes verts sont très recommandables à cause de leur teneur en eau ; ils produisent une diminution appréciable de la soif chez les diabétiques. Ils doivent être cuits à grande eau et bien égouttés ; l'ébullition dans l'eau a pour effet de leur faire perdre la majeure partie des hydrates de carbone qu'ils renferment. Pour les accom· moder, on se servira de crème, de jus de viande, de jaunes d'œufs, de beurre, à l'exclusion de farine. Les carottes, navets, choux, asperges sont interdits.

Pomme de terre. — La pomme de terre, relativement peu riche en hydrates de carbone (16 pour 100) et très aqueuse (75 à 80 pour 100) est permise aux diabétiques. Par le carbonate de potasse qu'elle contient, elle facilite l'utilisation des sucres. La pomme de terre cuite à l'eau peut remplacer une partie du pain dans l'alimentation du diabétique.

Fromages. — Les fromages à la crème, Neufchâtel, Bondon, Brie, Mont-Dore, Gruyère, Hollande, Roque-fort, Pont-l'Evêque, Chester, sont autorisés aux diabétiques.

Fruits. — Les fruits secs sont permis : noix, noisettes, amandes, pistaches, olives. Les fruits frais ne sont autorisés avec discrétion que lorsque les hydrates de carbone sont tolérés en quantité modérée; ils permettent au diabétique l'observance plus facile de son régime. Les oranges, les airelles, les groseilles, les framboises renferment une quantité inférieure à 5 pour 100 de sucre et d'hydrates de carbone. Par cuisson dans l'eau, les fruits perdent une grande quantité de leurs sucres et de leurs hydrates de carbone; les compotes de fruits frais peu mûrs sont permises sous forme de compotes à l'étuvée.

Pain. — Le pain, à cause de sa richesse en hydrates de carbone, est défendu aux diabétiques, et doit être remplacé par la pomme de terre bouillie. Si l'examen des urines démontre qu'il est toléré à certaine dose, il sera permis sous forme de pain grillé ou de biscottes qui obligeront à la mastication lente.

Boissons. — De toutes les boissons, la meilleure pour le diabétique est l'eau pure, prise en petites quantités *répétées :* elle peut être additionnée de thé, jus de citron. Les infusions de houblon, camomille, tilleul, menthe, quinquina gris, sont recommandables; les eaux minérales de Vichy, Vals, Evian, Alet, Pougues, Royat, Saint-Nectaire, la Bourboule, etc., peuvent être prescrites suivant les cas. Le vin de Bordeaux rouge, coupé d'eau pure, d'eau de Vals (source Saint-Jean), d'eau de Vichy ou d'une infusion de 10 grammes de quinquina gris dans 1 litre d'eau, est autorisé, sauf complications du côté du foie ou des reins. Le thé léger peut être sucré avec de la glycérine ou avec des pastilles de saccharine bicarbonatée. Le lait écrémé, le kéfir, le lait, le lait d'amandes non sucré, les limonades sans sucre sont autorisés relativement. L'enfant diabétique doit boire *largement, à sa soif*, pour que les tissus ne se déshydratent pas.

RÉGIME ALIMENTAIRE

Petit déjeuner : *7 h. 1/2 du matin.*

1 petite tasse de thé léger ou de café léger sans sucre avec un peu de crème ; 15 gr. de pain (grillé) avec beurre ;

Ou 1 œuf à la coque ;

Ou 1 petite tranche de jambon ou de viande froide ;

Ou une assiette de potage gras ou maigre.

Déjeuner : *midi.*

Dîner : *7 h. du soir.*

MENUS HEBDOMADAIRES

POUR GRANDS ENFANTS DIABÉTIQUES

Lundi.

Déjeuner.	Dîner.
1 sardine à l'huile.	1 assiette de potage gras à la purée de chicorée.
1 côtelette de mouton grillée.	
100 gr. de haricots verts au beurre.	2 œufs sur le plat à la crème.
1 pêche.	100 gr. purée de pommes de terre.
1 petit suisse.	60 gr. compote de framboises à l'étuvée.
Pain : 30 gr.	Pain : 20 gr.
Eau vineuse : 2 verres.	Eau vineuse : 1 verre.

Mardi.

Déjeuner.

Crevettes grises avec beurre.
100 gr. de ris de veau aux
épinards.
8 amandes fraîches.
2 cuillerées de groseilles
à grappes.
Pain : 30 gr.
Eau vineuse : 2 verres.

Dîner.

1 assiette de bouillie de
farine d'avoine au bouillon.
100 gr. de jambon à la purée
d'endives.
15 gr. fromage de Hollande.
1 orange bien mûre.
Pain : 20 gr.
Eau vineuse : 1 verre.

Mercredi.

Déjeuner.

1 petit maquereau à l'huile.
80 gr. filet de bœuf grillé.
80 gr. pommes de terre
soufflées.
6 noix fraîches.
60 gr. compote de pommes à
la vapeur.
Pain : 30 gr.
Eau vineuse : 2 verres.

Dîner.

1 assiette de potage aux
œufs pochés.
1 escalope de veau grillée.
80 gr. laitues à la crème.
15 gr. de gruyère.
1 orange.

Pain : 20 gr.
Eau vineuse : 1 verre.

Jeudi.

Déjeuner.

Rillettes.
1 cervelle de porc au beurre.
100 gr. de purée de pommes
de terre aux jaunes d'œufs.
20 gr. fromage à la crème.
1 pomme.

Pain : 30 gr.
Eau vineuse : 2 verres.

Dîner.

1 assiette de bouillon de
poule.
2 œufs en cocotte au jambon.
80 gr. de haricots verts à la
crème.
12 noisettes.
15 gr. de fromage Mont-Dore.
Pain : 20 gr.
Eau vineuse : 1 verre.

Vendredi.

Déjeuner.

Olives avec beurre.
1 sole grillée.
100 gr. épinards à la crème.
6 amandes fraîches.
1 orange.

Pain : 30 gr.
Eau vineuse : 2 verres.

Dîner.

1 assiette de potage
cressonnière.
1 œuf à la coque.
50 gr. grenouilles sautées au
beurre.
1 pomme de terre au four.
2 cuillerées de groseilles à
grappe.
Pain : 20 gr.
Eau vineuse : 1 verre.

Samedi.

Déjeuner.

1 tranche de thon à l'huile.
1 aile de poulet rôti.
100 gr. chicorée au naturel.
6 noix fraîches.
15 gr. fromage de Brie.

Pain : 30 gr.
Eau vineuse : 2 verres.

Dîner.

1 assiette de potage julienne
au gras.
80 gr. gigot rôti.
80 gr. épinards au jus.
15 gr. fromage Neufchâtel.
1 orange.
Pain : 20 gr.
Eau vineuse : 1 verre.

Dimanche.

Déjeuner.

1 tranche de langue fumée.
80 gr. blanquette de veau.
80 gr. salsifis au beurre.
50 gr. compote de fruits à
l'étuvée.
15 gr. de gruyère.

Pain : 30 gr.
Eau vineuse : 2 verres.

Dîner.

1 assiette de potage purée
pommes de terre et laitues.
2 œufs en cocotte à la purée
de cervelle de veau.
60 gr. haricots verts à la
crème.
1 pomme au four.
15 gr. fromage de Pont-
Lévêque.
Pain : 20 gr.
Eau vineuse : 1 verre.

RECETTES CULINAIRES
POTAGES

Potages gras.

Bouillon de bœuf simple.

Placer la viande à l'eau froide (1 livre de viande pour 1 litre d'eau) : au premier bouillon, écumer, saler légèrement, ajouter carottes (peu), navets et poireaux épluchés ; faire bouillir lentement 5 heures, tamiser à la serviette trempée à l'eau bouillie froide et égouttée par torsion.

Bouillon aux jaunes d'œufs.

Verser le bouillon tiède (au-dessous de 40°) sur les jaunes d'œufs.

Consommé de bœuf.

Même préparation que pour le bouillon ordinaire, mais doubler la quantité de viande (sans augmenter la quantité d'eau) et prolonger beaucoup la cuisson.

Potage aux œufs pochés.

Faire bouillir le bouillon : y faire pocher un œuf.

Potage omelette.

Préparer une petite omelette très cuite ; faire bouillir le bouillon ; débiter l'omelette refroidie en fines lamelles et les ajouter au bouillon.

Royale pour garnir les potages.

Délayer dans 2 décilitres de bouillon de bœuf 1 œuf entier et 2 jaunes. Tamiser. Placer le mélange dans un moule uni, faire cuire au four pendant 16 minutes.

Laisser refroidir et tailler en losanges. Les ajouter au bouillon au moment de servir.

Bouillon de poule.

Vider, flamber, brider une poule moyenne (1 kilogr.). La mettre cuire dans 1 litre 1/2 d'eau. Faire bouillir, écumer, ajouter 50 grammes de carottes, 30 grammes de navets, 50 gr. de blanc de poireaux, 8 grammes de sel. Laisser cuire 2 heures à faible ébullition. Dégraisser à la serviette.

Potage purée de chicorée (au gras).

Faire cuire à l'eau salée pendant 25 minutes 3 chicorées très blanches. Les égoutter, les passer au tamis. Mélanger la purée obtenue avec 1 décilitre de potage purée de pommes de terre et 3 décilitres de bouillon. Ajouter un peu de beurre frais pour servir.

Potage purée d'endives, d'épinards (au gras).

Même méthode de préparation que pour le potage purée de chicorée.

Potage julienne au gras.

Hacher, après les avoir soigneusement lavés, quelques laitues, pommes de terre, bouquetons de choux-fleurs, un peu de blanc de poireau. Les mettre cuire dans du bouillon jusqu'à ce que les légumes soient absolument tendres.

Bouillie de farine d'avoine au bouillon.

Délayer 2 cuillerées de farine d'avoine dans 6 décilitres de bouillon. Faire bouillir en remuant pour bien mélanger. Laisser cuire pendant 30 minutes. Ajouter 30 grammes de beurre frais pour servir.

Potages maigres.

Potage aux pommes de terre et aux laitues.

Ajouter une laitue coupée en gros dés et cuite dans 1 décilitre de bouillon à 4 décilitres de potage purée de pommes de terre. Lier avec un jaune d'œuf. Ajouter un peu de beurre frais pour servir.

Potage julienne.

Même préparation que pour le potage julienne au gras ; remplacer le bouillon par de l'eau ; ajouter quelques cuillerées de crème fraîche et un peu de beurre frais au moment de servir.

Potage cressonnière.

Préparer 4 décilitres de potage purée de pommes de terre, ajouter une poignée de cresson. Après cuisson, passer au tamis ; ajouter un jaune d'œuf au moment de servir et quelques feuilles de cresson blanchies à l'eau bouillante salée et égouttées.

Potage purée de poireaux et de pommes de terre.

Faire cuire 250 grammes de pommes de terre, coupées en tranches, dans 5 décilitres de bouillon ; ajouter un blanc de poireau émincé et un peu de sel. Après cuisson, passer au tamis ; ajouter un peu de beurre frais pour servir.

Potage purée de chicorée (au maigre).

Même préparation que pour le potage purée de chicorée au gras : remplacer le bouillon par de l'eau ; ajouter quelques cuillerées de crème fraîche et un peu de beurre frais au moment de servir.

Potage purée d'endives, d'épinards.

Même préparation que pour le potage purée de chicorée au maigre.

Potage purée de pommes de terre.

Faire cuire à l'eau 250 grammes de pommes de terre épluchées et coupées en tranches. Les évaporer à l'entrée du four. Les tamiser et mouiller la purée de 5 décilitres de lait ; ajouter un peu de sel et 30 grammes de beurre frais au moment de servir.

HORS-D'ŒUVRE

Sont permis aux Enfants diabétiques :

Rillettes, crevettes, sardines à l'huile, thon à l'huile, petits maquereaux à l'huile. jambon fumé, langue fumée. mortadelle d'Italie. Tartines de moëlle. Servir avec beurre frais.

ŒUFS

Œufs à la coque.

Voir : *Régime des Dyspeptiques.*

Œufs sur le plat.

Casser et verser les œufs avec précaution dans un plat à œufs dans lequel on aura fait fondre un peu de beurre ; assaisonner et passer à four chaud quelques instants de façon à ce que les œufs soient pris et recouverts d'une légère pellicule blanche. Les servir aussitôt sortis du four

Œufs sur le plat à la crème.

Procéder comme pour les œufs sur le plat : aux 3/4 de la cuisson, ajouter un peu de crème de lait.

Œufs sur le plat au fromage.

Séparer les blancs des jaunes. Monter les blancs en neige très ferme, les verser dans un plat à gratin beurré et les saupoudrer de fromage râpé. Sur cette surface disposer les jaunes, les saupoudrer de fromage râpé, et enfourner quelques instants à four doux. En sortant le plat du four, arroser l'espace qui sépare les œufs avec quelques cuillerées de crème douce chauffée au bain-marie.

Œufs sur le plat à la chicorée.

Une cuillerée de chicorée à la crème au fond du plat. 2 œufs cassés dessus, cordon de sauce à la crème.

Œufs sur le plat au jambon.

Faire rissoler le jambon à la poêle et le dresser de chaque côté du plat à œufs après cuisson de ceux-ci.

Œuf en cocotte.

Beurrer l'intérieur d'une cocotte, ajouter l'œuf. Faire cuire au four 4 minutes.

Œuf en cocotte à la crème.

Mettre une cuillerée de crème chaude dans le fond de la cocotte. Casser l'œuf. Le couvrir d'une cuillerée de crème. Laisser cuire au bain-marie 5 minutes. Saler légèrement après cuisson.

Œuf en cocotte à la purée de cervelle de veau.

Tapisser l'intérieur d'une cocotte d'une cuillerée de purée de cervelle de veau. Casser l'œuf. Laisser cuire au four 4 minutes. Saler légèrement pour servir.

On peut préparer les œufs en cocotte aux purées de volailles et de poissons.

Œuf en cocotte au jambon.

Tapisser l'intérieur de la cocotte beurrée d'une cuillerée de jambon cuit finement haché. Cuire au four 4 minutes.

Œuf en cocotte à la purée de viande crue.

Préparer un œuf en cocotte au bouillon. Au sortir du four, ajouter une cuillerée de pulpe de viande de bœuf finement tamisée.

Œuf en cocotte à la purée de chicorée.

Tapisser la cocotte d'une cuillerée de purée de chicorée; ajouter l'œuf. Cuire au four 4 minutes.

Œuf en cocotte
aux purées d'épinards, d'endives, de laitues.

Même méthode de préparation que pour l'œuf en cocotte à la purée de chicorée.

Œufs pochés au naturel.

Voir : *Régime des Dyspeptiques.*

Les œufs pochés peuvent être servis avec potages. purées de légumes, de volailles, de poissons, et sauce à la crème.

Jaunes d'œufs pochés.

Voir : *Régime des Dyspeptiques.*

Omelette au naturel.

Verser les œufs battus dans une poêle beurrée et rigoureusement propre. Procéder sur un feu vif.

Omelette à la crème.

Omelette autour de laquelle on verse un peu de crème de lait chauffée au bain-marie.

Omelette aux endives.

Omelette fourrée, pour 3 œufs, de 50 grammes d'endives braisées et liées à la crème, et entourée d'un cordon de sauce à la crème.

Omelette aux laitues.

Même mode de préparation que pour l'omelette aux endives.

Omelette au jambon.

Préparer les œufs comme pour l'omelette au naturel. Faire revenir le jambon, coupé en gros dés, dans le beurre, avant d'y verser les œufs.

Omelette à la cervelle et au jambon.

Battre les œufs et faire l'omelette selon la méthode habituelle. Avant de la doubler, la garnir d'une forte cuillerée de cervelle de veau, additionnée d'une demi-cuillerée de maigre de jambon d'York haché.

Omelette à la pulpe de viande.

Faire l'omelette selon la méthode habituelle. Avant de

la doubler, la garnir de 2 cuillerées de pulpe de viande de bœuf crue, hachée, et passée au tamis fin.

Omelette mousseline.

Travailler 3 jaunes dans une terrine avec 2 grammes de sel et une cuillerée de crème très épaisse. Monter les 3 blancs en neige ferme, et traiter comme omelette ordinaire.

VIANDES DE BOUCHERIE

Bœuf.

Filet de bœuf rôti.

Parer, dénerver un morceau de filet de bœuf ; le piquer de lard fin. Le mettre cuire à la broche ou au four 20 minutes au kilogramme. Saler très légèrement, et servir le jus dégraissé à part.

Faux-filet rôti.

Même méthode que pour le filet rôti.

Veau.

Rôti de veau.

Choisir de préférence le carré ou la selle, le filet ; larder le morceau de veau. Procéder pour la cuisson comme pour le rôti de bœuf ; faire cuire 35 à 40 minutes au kilogramme.

Escalope de veau grillée.

Parer et aplatir une escalope de 80 à 100 grammes :

la saler légèrement. Griller à feu modéré 8 à 10 minutes. La servir avec beurre frais ou purée de légumes.

Côtelette de veau grillée.

Même apprêt que pour l'escalope de veau grillée.

Escalope de veau sautée.

Faire cuire l'escalope assaisonnée d'un peu de sel dans 10 grammes de beurre très chaud. La retourner pendant la cuisson et la servir lorsqu'elle est bien dorée des deux côtés.

Blanquette de veau.

Couper en morceaux réguliers 500 grammes de filet ou de carré de veau. Placer dans le fond d'un sautoir 500 grammes de pommes de terre coupées en tranches. Mettre le veau sur les pommes de terre et mouiller de 8 décilitres de bouillon. Faire cuire à couvert pendant 50 minutes. Retirer les morceaux de veau, les mettre dans un plat creux, les conserver au chaud. Passer les pommes de terre et la cuisson au tamis. Ajouter 1 jaune d'œuf et verser sur les morceaux de veau.

Pain de veau.

Piler au mortier, en ajoutant un blanc d'œuf et un peu de sel, 200 grammes de veau cru paré et haché, passer au tamis et laisser reposer au frais pendant 1 heure. Incorporer 2 fortes cuillerées de crème fraîche épaisse: bien travailler le mélange à la spatule sur glace si possible. Verser la préparation dans un moule uni beurré, et faire cuire au bain-marie ou au four pendant 15 minutes.

Ris de veau à la poulette.

Faire blanchir le ris de veau ; le faire cuire dans 3 décilitres de bouillon. Après cuisson placer le ris dans un plat creux à l'entrée du four. Faire réduire de moitié la cuisson, ajouter un jaune d'œuf et 20 grammes de beurre frais pour servir. Verser cette sauce sur le ris de veau.

Ris de veau aux épinards.

Faire cuire le ris de veau au naturel (voir : *Régime des Dyspeptiques*); le servir sur une purée d'épinards.

Ris de veau grillé.

Faire blanchir le ris, le parer, le piquer de lard fin et le mettre cuire sur le gril à feu modéré. Servir avec une purée de légumes verts.

Cervelle de veau au beurre.

Voir : *Régime des Dyspeptiques*.

Cervelle de veau à la sauce crème.

Faire cuire la cervelle au naturel, l'égoutter, la napper de quelques cuillerées de sauce à la crème.

Mouton.

Mouton rôti. Côtelette de mouton grillée. Côtelette de mouton hachée et grillée.

Préparations (voir : *Régime des Dyspeptiques*).

Porc.

Cervelle de porc.

Mêmes préparations que pour la cervelle de veau.

Mousse de jambon.

Piler au mortier, en ajoutant un blanc d'œuf, 125 grammes de jambon cuit. Laisser reposer au frais quelques instants. Incorporer, en travaillant à la spatule sur glace, 1 décilitre de crème fraîche épaisse. Mettre la préparation dans un moule uni beurré. Faire cuire au bain-marie à four modéré pendant 20 minutes. Servir avec une sauce à la crème.

Jambon aux épinards et aux purées de légumes.

Voir : *Régime des Enfants Dyspeptiques.*

VOLAILLES

Poulet.

Poulet rôti.

Trousser, barder, faire rôtir soit à la broche soit au four. Cuisson : 3/4 d'heure pour un poulet moyen.

Poulet grillé.

Vider, flamber un jeune poulet. Le fendre sur le dos pour l'ouvrir. Retirer la majeure partie des os intérieurs ; le badigeonner de beurre fondu et l'assaisonner d'un peu de sel fin. Le faire griller à feu modéré. Le servir avec garniture de légumes cuits au bouillon ou à l'eau salée.

Poulet poché.

Mettre un poulet moyen dans une casserole, le couvrir de 1/2 litre de bouillon, ajouter une pincée de sel. Temps de cuisson : 40 minutes. Servir le poulet bien égoutté sur purée de légumes.

Poulet poché aux laitues.

Voir : *Régime des Enfants Arthritiques.*

Ragoût de poulet.

Tapisser le fond d'un sautoir avec 250 grammes de pommes de terre coupées en tranches. Placer dessus un poulet cru dépecé. Ajouter un 1/2 litre de bouillon. Faire cuire pendant 40 minutes. Egoutter le poulet. Passer la cuisson au tamis : ajouter un jaune d'œuf et verser sur le poulet.

Pigeon.

Pigeon (préparations).

Mêmes apprêts que pour le poulet. Temps de cuisson : 16 à 22 minutes.

Dindonneau.

Dindonneau (apprêts).

Mêmes apprêts que pour le poulet et le pigeon.

Pintade.

Pintade rôtie.

Plumer, vider, flamber, barder, rôtir à feu vif 40 minutes.

GIBIER

Faisan.

Faisan rôti.

Plumer, vider, flamber, barder, rôtir à la broche ou au four pendant 35 minutes.

Perdreau.

Perdreau rôti.

Plumer, vider, flamber, barder, rôtir à la broche ou au four pendant 22 minutes.

Mauviettes rôties.

Rôtir les mauviettes (bardées) à la broche ou au four pendant 10 minutes.

POISSONS

Permis : sole, perche, truite, turbot, bar, carpe, brochet, sardines.

Mêmes apprêts que pour les poissons permis aux tuberculeux. Ne pas servir avec sauce béchamel (à cause de la farine employée).

SAUCES

Sauce à la crème.

Faire fondre le beurre au bain-marie; ajouter au beurre tiède quelques cuillerées de crème de lait et une petite pincée de sel. Ne pas laisser bouillir.

Sauce hollandaise.

Faire réduire presque complètement 2 cuillerées d'eau et une pincée de sel. Ajouter un jaune d'œuf, faire cuire au bain-marie en remuant sans cesse, ajouter quelques gouttes d'eau pour éclaircir et 30 grammes de beurre frais pour servir.

Sauce mousseline.

Ajouter à la sauce hollandaise ci-dessus le 1/3 de son volume de crème fouettée.

Sauce jaune.

Mettre dans une casserole à bords élevés 2 jaunes d'œufs, une pincée de sel et 1 décilitre de bouillon. Fouetter au bain-marie. Servir lorsque le mélange est bien mousseux.

Sauce mayonnaise.

Délayer 2 jaunes d'œufs crus; verser dessus goutte à goutte 150 grammes d'huile d'olives. Quand la sauce a acquis l'épaisseur voulue, ajouter doucement le jus d'un demi-citron et servir.

LÉGUMES FRAIS

Épinards.

Purée d'épinards.

Éplucher et laver à grande eau 250 grammes d'épinards, les plonger dans 2 litres 1 2 d'eau bouillante salée. Laisser cuire à gros bouillons pendant 6 minutes, égoutter, passer très rapidement au tamis fin. Diluer la purée avec quelques cuillerées de crème fraîche et un bon morceau de beurre frais au moment de servir

Laitues.

Laitues au naturel.

Éplucher, laver, faire blanchir 6 laitues pendant 5 minutes dans l'eau salée bouillante. Les égoutter et les mettre cuire lentement, dans du bouillon bien dégraissé, pendant 30 minutes. Servir avec beurre frais.

Purée de laitues à la crème.

Les cuire au naturel, les tamiser et leur ajouter au bain-marie quelques cuillerées de crème fraîche.

Chicorée.

Chicorée au naturel.

Faire blanchir pendant 18 minutes 6 chicorées (très blanches et lavées à plusieurs eaux) dans 3 litres d'eau salée bouillante. Les égoutter, les rafraîchir, les passer au tamis fin. Délayer la purée avec 3 décilitres de bouillon. Mettre cuire au four à couvert pendant 40 minutes. Ajouter pour servir 40 grammes de beurre frais.

Chicorée à la crème.

La cuire au naturel et lui ajouter au bain-marie quelques cuillerées de crème fraîche au moment de servir.

Endives.

Purée d'endives.

Laver 4 endives ; les faire cuire 40 minutes avec 1 décilitre d'eau, une pincée de sel, une goutte de jus de citron. Passer les endives au tamis et ajouter à la purée 50 grammes de beurre frais pour servir.

Endives à la crème.

Procéder comme pour la purée d'endives ; les napper d'une sauce à la crème.

Haricots verts.

Haricots verts au beurre.

Éplucher et laver 500 grammes de haricots verts. Les faire cuire à découvert dans 4 litres d'eau bouillante légèrement salée. Les égoutter, et leur ajouter 60 grammes de beurre frais au moment de servir.

Purée de haricots verts à la crème.

Faire cuire les haricots verts comme ci-dessus : les égoutter, les tamiser, et diluer la purée avec quelques cuillerées de crème fraîche. Ajouter 30 grammes de beurre frais au moment de servir.

Pommes de terre.

Purée de pommes de terre aux jaunes d'œufs.

Préparer 2 décilitres de purée de pommes de terre délayée au bouillon ; ajouter 2 jaunes d'œufs au moment de servir.

Purée de pommes de terre à la crème.

Même préparation ; diluer la purée avec quelques cuillerées de crème fraîche.

Pommes de terre au four.

Laver les pommes de terre, les essuyer ; les mettre au four. Les retourner pour que la chaleur les pénètre partout.

Pommes de terre en robe de chambre à la vapeur.

Mettre dans une marmite un double fond en grillage ;

remplir d'eau l'espace vide et disposer les pommes de terre, bien lavées, sur le double fond. Cuisson : 3 4 d'heure.

Pommes de terre soufflées.

Couper en tranches ovales de belles pommes longues (Hollande); dégorger à l'eau froide, égoutter, essuyer et plonger dans une friture peu chaude ; dès qu'elles sont frites à moitié, les sortir de cette friture et les plonger un instant après dans la friture bouillante où elles gonflent.

Salsifis.

Voir : *Régime des Enfants Dyspeptiques.*

Cardons.

Voir : *Régime des Enfants Dyspeptiques.*

FROMAGES

Sont permis : fromages à la crème, Neufchâtel, Bondon, Brie, Mont-Dore, Gruyère, Hollande, Roquefort, Pont-Lévêque, Chester.

FRUITS

Fruits secs.

Sont permis : noix, noisettes, amandes, pistaches, olives.

Fruits frais.

Permis (sous réserves) : oranges, airelles, groseilles, framboises, pommes, fraises.

Fruits cuits.

Compote de fraises à l'étuvée.

Placer les fraises dans un plat de porcelaine à feu, les tenir à couvert à l'entrée du four pendant 6 minutes.

Compote de framboises à l'étuvée.

Même méthode de préparation que pour la Compote de fraises.

Compote de pommes à la vapeur.

Placer des tranches de pommes reinettes sur la grille d'une petite casserole à vapeur. Mettre 1 2 litre d'eau dans le fond de la casserole. Fermer hermétiquement, et faire cuire pendant 20 minutes. Egoutter les tranches de pommes et les servir chaudes ou froides.

Pomme au four.

Eplucher, évider une pomme reinette, la couper en 6 tranches épaisses. Les placer dans un plat beurré et faire cuire au four.

IV

RÉGIME DES ENFANTS OBÈSES

L'obésité est une maladie de la nutrition, une dystrophie générale, héréditaire et constitutionnelle le plus souvent, exceptionnellement acquise et accidentelle. Les enfants obèses sont fils d'obèses, de goutteux, de graveleux, de diabétiques ; ce sont des arthritiques avant tout. « Appartenant à la famille neuro-arthritique, issu, le plus souvent, de parents obèses, diabétiques ou goutteux, c'est-à-dire atteint des différents phénomènes réactionnels provoqués par la suralimentation prolongée, l'enfant polysarcique est lui-même un *suralimenté*, mais, grâce à l'intégrité de ses organes que l'excès de fonctionnement n'a pas encore eu le temps d'altérer, il ne présente généralement pas de troubles fonctionnels ; il est même un sujet de gloriole pour ses parents, qui admirent son embonpoint et le considèrent comme une certitude de parfaite santé (Dr Furet) (1) ».

Le médecin ne doit pas s'en laisser imposer et il doit savoir que l'enfant obèse, devenu adulte, verra sa

(1) Voir LEGRAND, *les Cures d'Eaux, d'air et de régimes chez les Enfants*. 1910, 1 vol.

santé s'altérer d'autant plus vite qu'il aura débuté plus tôt dans l'obésité.

Le régime alimentaire forme la base du traitement de l'obésité ; il est applicable à tous les cas et doit être associé aux exercices hygiéniques, aux cures physiques ou thermales : chez l'obèse, il faut viser à restreindre les recettes alimentaires et à accroître les dépenses organiques. Il ne saurait être établi de régime type de l'obésité chez les enfants ; la ration alimentaire doit varier suivant l'âge, le poids et surtout suivant la taille de l'enfant. Cependant il est possible de tracer les grandes lignes d'une diététique générale permettant d'obtenir des résultats satisfaisants; la véritable cure de l'obésité n'est-elle pas une cure d'éducation alimentaire et hygiénique ?

Le régime de l'enfant obèse doit être un *régime réduit* basé sur le *dosage* et le *choix* des aliments. On sait que les aliments qui portent à l'engraissement sont surtout les substances féculentes et sucrées : on doit donc les supprimer ou les réduire le plus possible dans le régime des obèses. Les graisses et les aliments gras doivent être rationnés, les légumes verts et fruits donnés en grande quantité. Les liquides seront surtout pris en dehors des repas afin de ne pas trop aiguiser l'appétit.

Potages. — Les potages gras de bœuf ou de veau doivent être préparés avec beaucoup de légumes et tamisés à la serviette. Les potages maigres seront à base de carottes. poireaux, endives, épinards, pois frais, fonds d'artichauts, crosnes du Japon.

Œufs. — Les œufs à la coque, en cocotte, à l'eau ou aux purées de légumes verts sont les seuls permis.

Viandes. — Les viandes de boucherie doivent être choisies très maigres et servies grillées de préférence. Le filet de bœuf grillé, le beefsteak grillé, les tournedos grillés, les escalopes de veau grillées, les côtelettes d'agneau et de mouton grillées, le jambon d'York aux purées de légumes verts constituent les principales préparations culinaires. — Le poulet grillé, la fricassée de poulet, le pigeon grillé peuvent être servis au naturel ou avec légumes verts. Le perdreau grillé, le faisan rôti, la pintade rôtie sont permis aux enfants obèses. Parmi les poissons sont autorisés : le merlan bouilli ou grillé ; le rouget bouilli ou grillé ; la perche et la carpe bouillies ; le brochet, la barbue, la sole, la limande, le turbotin bouillis ; la truite, le brocheton, le bar, les filets de barbue et de sole grillés. — Les sauces permises sont : la sauce au citron, la sauce blanche, la sauce hollandaise. Le sel est permis en petite quantité.

Légumes verts. — Les artichauts, asperges, choux de Bruxelles, choux-fleurs, concombres, courgettes, carottes, haricots verts, salades, épinards, crosnes, salsifis, pois verts, tomates sont les légumes de choix pour les enfants obèses. La pomme de terre peut être servie sous forme de purée, additionnée ou non de purée d'épinards.

Fruits. — Les fruits les meilleurs sont : pommes, abricots, prunes, pêches, fraises, framboises, cerises, oranges. Les compotes de ces divers fruits nécessitent une préparation spéciale indiquée aux recettes culinaires.

Fromages. — Les fromages maigres sont seuls permis.

Pain. — Le pain doit être pris en très petite quantité et de préférence sous forme de pain grillé ou de biscottes.

Boissons. — Les boissons doivent être prises chaudes, en très petite quantité après les repas. *L'enfant obèse doit boire de préférence à jeun et en dehors des repas.*

Les boissons permises sont : l'eau ; les infusions, non sucrées, de chiendent, salsepareille, thé, camomille, tilleul, fleurs d'oranger, chicorée ; les limonades au citron ; le lait écrémé en quantité limitée; le vin blanc de Bourgogne et le chablis légers, étendus d'eau. Les eaux minérales sont : les eaux d'Evian, de Vittel, Chatel-Guyon, Santenay, Brides, Miers, Martigny, Vichy, Vals, Saint-Nectaire, Bains-les-Bains, etc.

L'obésité cachectique, rare chez l'enfant, est provoquée par une affection surajoutée : myxœdème fruste, tuberculose à évolution lente et torpide. Un examen clinique complet de l'enfant permettra d'instituer le traitement, et le régime approprié sera différent du régime que nous venons d'indiquer pour les enfants obèses florides.

RÉGIME ALIMENTAIRE

Petit déjeuner (*7 heures du matin*).

1 tasse de thé léger avec 1 seul morceau de sucre.
2 biscottes de 15 gr. et 10 gr. de beurre frais.
Ou : infusion de tilleul, salsepareille, fleurs d'oranger, chicorée, chiendent.
Ou : 1 tasse de lait écrémé.

Déjeuner (*midi*).
Dîner (*8 h. du soir*).

MENUS HEBDOMADAIRES
POUR GRANDS ENFANTS OBÈSES

Lundi.

Déjeuner.	Dîner.
50 gr. tournedos grillé.	125 gr. potage poireaux et carottes.
100 gr. purée d'endives.	1 œuf à la coque.
20 gr. fromage à la crème.	1 artichaut à la sauce hollandaise.
	50 gr. compote de pommes.
Pain : 50 gr.	Pain : 30 gr.
Eau : 1 verre (après le repas).	Infusion de tilleul : 1 verre (après le repas).

Mardi.

Déjeuner.	Dîner.
50 gr. poulet grillé.	125 gr. bouillon de veau aux semences.
100 gr. pointes d'asperges.	1 œuf en cocotte à l'eau.
50 gr. œufs à la neige.	50 gr. purée de pommes de terre.
	1 pêche.
Pain : 50 gr.	Pain : 30 gr.
Eau : 1 verre.	Thé léger : 1 tasse.

Mercredi.

Déjeuner.

1 petite côtelette de mouton
grillée.
100 gr. haricots verts au
beurre.
50 gr. compote de prunes.
Pain : 50 gr.
Eau : 1 verre.

Dîner.

125 gr. potage purée de
crosnes du Japon.
50 gr. maigre de jambon à la
purée d'épinards.
1 pomme au four.
Pain : 30 gr.
Infusion de chiendent :
1 tasse.

Jeudi.

Déjeuner.

50 gr. pintade rôtie.
80 gr. salsifis à la sauce
blanche.
50 gr. compote de cerises.
Pain : 50 gr.
Eau : 1 verre.

Dîner.

125 gr. bouillon de bœuf.
1 œuf poché à la purée de
chicorée.
1 pot de crème à la vanille.
Pain : 30 gr.
Infusion de salsepareille :
1 tasse.

Vendredi.

Déjeuner.

1 merlan sauce mousseline.
100 gr. haricots beurrés à la
crème.
60 gr. compote de pommes.

Pain : 50 gr.
Eau : 1 verre.

Dîner.

125 gr. potage purée de pois
frais.
50 gr. grenouilles à la sauce
blanche.
50 gr. Asperges à la
vinaigrette.
40 gr. crème fouettée.
Pain : 30 gr.
Infusion de fleurs d'oranger :
1 tasse.

Samedi.

Déjeuner.	Diner.
50 gr. escalope de veau grillée.	125 gr. potage cressonnière.
50 gr. tomate grillée.	1 œuf en cocotte au jambon.
1 pomme de terre au four.	50 gr. courgettes étuvées au bouillon.
50 gr. compote d'abricots.	1 orange.
Pain : 50 gr.	Pain : 30 gr.
Eau : 1 verre.	Eau : 1 verre.

Dimanche.

Déjeuner.	Diner.
50 gr. pigeonneau rôti.	125 gr. potage à la purée d'endives.
100 gr. petits pois au naturel.	1 côtelette d'agneau grillée.
60 gr. compote d'abricots.	50 gr. purée de pommes de terre à la crécy.
	1 pêche.
Pain : 50 gr.	Pain : 30 gr.
Eau : 1 verre.	Thé léger : 1 tasse.

RECETTES CULINAIRES

POTAGES

Potages gras.

Bouillon léger de bœuf.

Mettre dans une casserole 250 grammes de maigre de bœuf haché, 40 grammes de poireaux, 40 grammes de carottes, 20 grammes de navets, 6 grammes de sel. Mouiller d'un litre d'eau. Faire partir en plein feu et laisser cuire lentement pendant 50 minutes. Tamiser à la serviette.

Bouillon de veau aux herbes.

Empoter 300 grammes de jarret de veau avec 2 litres

d'eau. Faire partir en plein feu. Ecumer. Ajouter 2 laitues. 30 grammes de poireaux coupés en dés et 8 grammes de gros sel. Laisser cuire pendant 3 heures. Ajouter 150 grammes d'épinards épluchés et lavés 1/4 d'heure avant de servir. Passer et dégraisser à la serviette.

Potages maigres.

Bouillons de légumes frais.
(Bouillon de carottes et poireaux).

Emincer 100 grammes de carottes, 100 grammes de poireaux; les faire cuire lentement pendant 45 minutes dans 6 décilitres d'eau légèrement salée. Tamiser et ajouter un peu de beurre frais au moment de servir.

Potage purée de fonds d'artichauts.

Faire blanchir 4 fonds d'artichauts, pendant 10 minutes, à l'eau salée et acidulée d'un peu de jus de citron. Les égoutter, les couper en tranches minces. les faire cuire dans 1/2 litre de bouillon très léger. Passer les fonds au tamis fin, diluer la purée avec le bouillon de cuisson. assaisonner d'un peu de sel pour servir.

Potage purée de crosnes du Japon.

Eplucher et laver 250 grammes de crosnes. Les faire cuire dans 3 décilitres de bouillon léger. Passer au tamis et ajouter un peu de beurre frais pour servir.

Potage purée d'endives.

Eplucher 4 endives. les faire cuire pendant 25 minutes dans 2 litres d'eau salée. Les égoutter. les passer au tamis. Ajouter à la purée obtenue un peu de purée de pommes de terre. Mouiller avec 2 décilitres de bouillon léger, et ajouter un peu de beurre frais pour servir.

Potage purée de chicorée, d'épinards, de pois frais.

Même méthode de préparation que pour le potage purée d'endives.

ŒUFS

Œufs à la coque.

Verser sur les œufs placés dans une casserole de l'eau bouillante salée. Couvrir la casserole et laisser pocher 3 minutes.

Œuf en cocotte à l'eau.

Mettre quelques gouttes d'eau bouillante dans le fond de la cocotte. Casser l'œuf. Mettre cuire au four ou au bain-marie 4 minutes. Saler très légèrement après cuisson.

Œuf en cocotte à la purée d'endives.

Mettre dans la cocotte légèrement beurrée une cuillerée de purée d'endives. Ajouter l'œuf. Faire cuire au four ou au bain-marie pendant 4 minutes.

Œuf en cocotte aux purées de légumes : Fonds d'artichauts, asperges, laitues, petits pois, haricots verts, etc.

Même méthode que pour les œufs en cocotte à la purée d'endives.

VIANDES DE BOUCHERIE

Bœuf.

Filet de bœuf grillé.

Parer, aplatir une tranche de filet de bœuf de 150 grammes. La saupoudrer légèrement de sel fin, la faire griller quelques minutes à feu vif.

Beefsteak grillé.

Prendre une tranche de contre-filet de 150 grammes, la parer, la saupoudrer d'un peu de sel fin, la faire griller à feu vif.

Tournedos grillé.

Façonner en forme ronde une tranche de filet de bœuf de 80 grammes. La faire griller à feu vif.

Tournedos aux purées de légumes divers.

Faire griller au naturel et servir accompagné de purée de : asperges, petits pois frais, endives, chicorée, laitues, etc.

Veau.

Escalope de veau grillée.

Prendre une petite tranche de 70 à 80 grammes dans le carré ou le filet ; la parer, l'aplatir, la badigeonner très légèrement de beurre fondu, la saupoudrer d'un peu de sel fin. Faire griller à feu modéré pendant 8 minutes. Servir au naturel ou accompagnée de purée de légumes frais.

Mouton.

Côtelette de mouton grillée.

Prendre une côtelette dans le carré, la dégraisser complètement ; l'assaisonner de sel fin. La faire griller à feu vif pendant 6 à 8 minutes. Servir au naturel ou accompagnée de purée de légumes verts.

Noisette de mouton.

Prendre une noisette de 70 à 80 grammes dans le carré, le filet ou la noix de gigot. La parer en forme arrondie et procéder comme pour les tournedos.

Côtelette d'agneau grillée.

Procéder comme pour les côtelettes de mouton.

Porc.

Jambon d'York aux épinards.

Placer entre deux plats, avec deux cuillerées de bouillon léger, une tranche mince de jambon cuit et dégraissé. Faire chauffer sans ébullition, et servir le jambon sur une purée d'épinards ou autre purée de légume vert.

VOLAILLES

Poulet.

Poulet grillé au naturel.

Vider, flamber, éplucher un poulet jeune. Le fendre sur le dos pour l'ouvrir. Retirer la majeure partie des os intérieurs ; l'assaisonner de sel fin. Le faire griller à feu modéré.

Poulet grillé avec garnitures.

Griller le poulet comme ci-dessus ; le servir avec des légumes frais : épinards, carottes nouvelles, pointes d'asperges, etc.

Fricassée de poulet aux pointes d'asperges.

Placer dans un sautoir un poulet dépecé, le mouiller avec 5 décilitres de bouillon léger. A mi-cuisson, ajouter 250 grammes de pointes d'asperges blanchies et égouttées.

Le poulet et les asperges étant cuits, égoutter et dresser le poulet dans un plat creux. Le conserver au chaud à couvert à l'entrée du four. Passer le jus et les asperges au tamis fin ; faire réduire ; ajouter un peu de beurre frais et verser très chaud sur le poulet.

Pigeon.

Pigeon grillé.

Le fendre sur le dos pour l'ouvrir, l'assaisonner de sel, le faire griller 18 minutes.

Servir avec légumes permis dans le régime de l'obésité.

GIBIER

Perdreau.

Perdreau grillé.

Procéder comme pour le pigeon grillé.

Faisan.

Faisan rôti.

Plumer, vider, flamber, barder, rôtir à la broche ou au four 35 minutes.

Pintade.

Pintade rôtie.

Plumer, vider, flamber, barder, rôtir à feu vif 40 minutes.

POISSONS
POISSONS BOUILLIS

Merlan.

Merlan bouilli.

Placer le merlan vidé et écaillé (150-200 gr. environ) dans 4 décilitres d'eau salée. Faire partir en plein feu et laisser pocher 16 minutes. Egoutter et servir avec une sauce au citron ou une sauce mousseline.

Perche, rouget, carpe (d'eau vive).

Perche, rouget, carpe bouillis.

Même méthode que pour le merlan bouilli.

Brochet.

Brochet bouilli.

Diviser en tronçons et faire cuire comme le merlan.

Sole, barbue, turbotin, limande.

Sole, barbue, turbotin, limande bouillis.

Mettre une sole de 200 grammes dans 3 décilitres d'eau, 1 décilitre de lait écrémé et 6 grammes de gros sel. Faire partir à feu vif, laisser pocher 1/4 d'heure.

POISSONS GRILLÉS

Merlan grillé.

Laver, ciseler un merlan de 200 à 250 grammes ; le badigeonner légèrement de beurre fondu, le faire griller à feu vif, retirer la peau pour servir. Accompagner de beurre frais ou sauce au citron ou sauce blanche.

Rouget grillé.

Même méthode que pour le merlan grillé.

Truite, brochetons, bar grillés.

Les mettre dans un papier beurré et faire griller à feu vif ; enlever la peau pour servir.

Accompagner d'une sauce au citron ou sauce mousseline ou sauce blanche.

Filets de barbue, de sole grillés.

Lever les filets, les badigeonner légèrement de beurre décanté, et les faire griller à feu vif.

SAUCES

Sauce au citron.

Faire fondre au bain-marie 20 grammes de beurre frais, ajouter un peu de jus de citron et un peu de sel. Fouetter pour bien mélanger.

Sauce blanche.

Délayer 6 grammes d'arrow-root dans 2 décilitres de lait froid ; ajouter une pincée de sel. Faire bouillir en remuant avec la spatule. Ajouter un peu de beurre frais pour servir.

Sauce hollandaise.

Mettre réduire au bain-marie dans une casserole à bords élevés 2 cuillerées d'eau et 1 pincée de sel; ajouter un jaune d'œuf. Fouetter jusqu'à cuisson. Incorporer peu à peu 20 grammes de beurre frais. Ajouter une goutte de jus de citron. Passer à la mousseline pour servir.

LÉGUMES

Artichauts.

Artichauts au naturel.

Mettre cuire les artichauts à l'eau bouillante salée, les égoutter, les éponger, et servir avec une sauce au citron ou une sauce blanche ou une sauce hollandaise.

Artichauts à la vinaigrette.

Faire cuire les artichauts comme au naturel, les rafraîchir et les servir avec une vinaigrette; remplacer le vinaigre par quelques gouttes de jus de citron.

Fonds d'artichauts à la Crécy.

Faire cuire pendant 18 minutes les fonds d'artichauts à l'eau salée additionnée de quelques gouttes de jus de citron, les égoutter, garnir les fonds avec une purée de carottes, et les napper d'une sauce hollandaise pour servir.

Fonds d'artichauts vert-pré.

Mettre cuire les artichauts comme ci-dessus, les égoutter, les garnir d'une purée de haricots verts, les napper d'une sauce blanche pour servir.

Purée de fonds d'artichauts.

Faire cuire les fonds d'artichauts comme à la Crécy ; les égoutter ; les passer rapidement au tamis fin, ajouter à la purée un peu de beurre frais pour servir.

Asperges.

Asperges au naturel.

Éplucher, raccourcir, laver une douzaine d'asperges, les ficeler, les faire cuire dans de l'eau salée bouillante pendant 20 à 25 minutes suivant leur grosseur, les égoutter et servir accompagnées de sauce au citron ou d'une sauce blanche.

Purée d'asperges.

Faire cuire les asperges comme au naturel ; les égoutter, les passer au tamis ; ajouter à la purée obtenue 10 grammes de beurre frais.

Choux.

Choux de Bruxelles.

Jeter pendant 5 minutes à l'eau bouillante légèrement salée ; égoutter. Remettre cuire dans une nouvelle cuisson salée pendant 35 minutes. Égoutter ; napper de quelques cuillerées de sauce blanche ou d'un peu de beurre fondu.

Choux-fleurs.

Chou-fleur à la sauce blanche.

Diviser un chou-fleur, supprimer les petites feuilles, le laver, le faire blanchir 5 minutes à l'eau salée bouillante. Égoutter. Remettre cuire dans une nouvelle cuisson salée pendant 18 minutes. Égoutter. Servir avec une sauce blanche.

Chou-fleur à la sauce hollandaise.

Faire cuire le chou-fleur comme à la sauce blanche : le servir avec une sauce hollandaise.

Purée de chou-fleur.

Faire cuire le chou-fleur, l'égoutter, le passer au tamis, et ajouter à la purée obtenue le 1 3 de son poids de purée de pommes de terre au lait.

Concombres.

Concombre au naturel.

Diviser en tronçons réguliers : faire cuire à l'eau salée; égoutter et servir avec un peu de beurre frais.

Purée de concombre.

Préparer le concombre comme au naturel ; après cuisson, égoutter, passer au tamis, ajouter à la purée obtenue le 1 3 de purée de pommes de terre et un peu de beurre frais.

Courgettes.

Courgettes étuvées au bouillon.

Diviser les courgettes en gousses régulières, les faire cuire dans du bouillon léger pendant 18 minutes. Faire réduire la cuisson et lui ajouter un peu de beurre frais.

Purée de courgettes.

Mettre cuire les courgettes à l'eau salée pendant 18 minutes, les égoutter, les passer au tamis et ajouter à la purée un peu de beurre frais, pour servir.

Carottes.

Carottes au naturel.

Éplucher 20 carottes nouvelles. Les mettre cuire dans 2 décilitres d'eau, une pincée de sel. Faire partir en plein feu, et faire cuire à couvert à ébullition soutenue pendant 50 minutes.

Purée de carottes.

Les cuire au naturel, les tamiser, leur ajouter hors du feu un peu de beurre frais.

Haricots verts.

Haricots verts à la maître d'hôtel.

Mettre cuire à découvert à très vive ébullition 500 grammes de haricots verts dans 4 litres d'eau salée bouillante. Les égoutter; ajouter 20 grammes de beurre frais pour servir.

Purée de haricots verts.

Faire cuire les haricots verts comme à la maître d'hôtel; les égoutter, les tamiser et ajouter à la purée un peu de beurre frais ou de sauce blanche.

Haricots beurrés.

Haricots beurrés.

Mêmes apprêts que pour les haricots verts.

Laitues. Chicorée. Endives. Céleris. Crosnes.

Apprêts divers : Voir : *Régime des Enfants arthritiques.*

Épinards.

Purée d'épinards.

Éplucher et laver à grande eau 250 grammes d'épinards, les plonger dans 2 litres 1 2 d'eau bouillante salée. Laisser cuire à gros bouillons pendant 6 minutes, égoutter, passer au tamis fin très rapidement. Diluer la purée avec quelques cuillerées de lait ou de bouillon léger.

Salsifis.

Salsifis à la sauce blanche.

Délayer 2 cuillerées de farine dans 1 litre d'eau, faire bouillir, ajouter le jus d'un demi-citron, un peu de sel. Passer à la passoire. Plonger les salsifis au fur et à mesure dans la cuisson. Faire partir à plein feu et laisser cuire à petite ébullition pendant 1 heure 1 2. Egoutter. Servir avec une sauce blanche.

Salsifis en purée.

Les faire cuire comme les salsifis à la sauce blanche ; les égoutter, les tamiser ; ajouter à la purée un peu de beurre frais pour servir.

Pommes de terre.

Purée de pommes de terre.

Mettre cuire 500 grammes de pommes de terre à l'eau froide salée ; après cuisson, les faire évaporer à couvert quelques instants à l'entrée du four. Tamiser. Diluer la

purée avec quelques cuillerées de la cuisson bouillante.
Ajouter hors du feu un peu de beurre frais pour servir.

Purée de pommes de terre au bouillon.

Même méthode de préparation. Diluer la purée avec
quelques cuillerées de bouillon léger.

Pommes de terre à la Crécy.

Ajouter à la purée 1/3 de son volume de purée de
carottes bien desséchée sur le feu.

Pommes de terre aux épinards.

Ajouter à la purée 1/3 de son volume de purée d'épinards bien desséchée.

Pois verts.

Pois verts au naturel.

Laver 1 demi-litre de petits pois et les mettre cuire à
découvert dans 1 litre d'eau salée bouillante ; égoutter
et servir avec un peu de beurre frais.

Tomates.

Tomates grillées.

Partager par moitié 2 grosses tomates bien mûres
(enlever toutes les graines), les badigeonner légèrement
d'huile d'olive, les saupoudrer de sel, les faire griller à
feu modéré du côté creux tout d'abord. Servir pour accompagner les viandes grillées.

FRUITS CUITS

Compotes.

Compote de pommes.

Peler et diviser en quartiers 2 pommes reinettes. Les mettre cuire dans 2 décilitres de sirop à 10°.

Compote d'abricots.

Partager par moitié et retirer les noyaux de 6 abricots bien mûrs; les faire cuire pendant 8 minutes dans 2 décilitres de sirop à 10° bouillant. Laisser refroidir dans la cuisson.

Compote de prunes.

Piquer sur la peau 200 grammes de prunes; les mettre cuire dans 2 décilitres de sirop à 10° bouillant pendant 12 minutes.

Compote de pêches.

Diviser par moitié 6 pêches se détachant du noyau; les faire cuire pendant 8 minutes dans un sirop à 10° bouillant.

Compote de fraises.

Placer les fraises dans un plat de porcelaine à feu. Les saupoudrer d'une cuillerée de sucre en poudre. Les faire cuire à couvert à l'entrée du four pendant 6 minutes.

Compote de framboises.

Même méthode de préparation que pour la compote de fraises.

Compote de cerises.

Dénoyauter 200 grammes de cerises, les plonger dans 2 décilitres de sirop à 10° bouillant ; laisser pocher pendant 8 minutes.

Compote d'oranges.

Choisir 2 oranges bien mûres, enlever l'écorce, détacher les quartiers, les plonger dans 2 décilitres de sirop à 10° bouillant ; laisser pocher 10 minutes.

V

RÉGIME DES ENFANTS ANÉMIQUES

Les anémies de la première enfance ont pour causes principales : la dyspepsie, les gastro-entérites aiguës ou chroniques, le rachitisme ; les maladies graves, la syphilis héréditaire.

Les anémies de la seconde enfance sont déterminées par : les maladies infectieuses aiguës (diphtérie, fièvre typhoïde, grippe, rougeole, coqueluche, oreillons, scarlatine, rhumatisme articulaire aigu, etc.) ; le scrofulo-lymphatisme ; la dyspepsie ; les néphrites chroniques ; les tuberculoses osseuses ou viscérales ; la croissance exagérée ou viciée (anémie de croissance, anémie des collégiens).

La chlorose ou chloro-anémie est une maladie déterminée par tout ce qui peut *troubler l'évolution* de la puberté.

Le *régime des Enfants anémiques* est celui des dyspeptiques avec un choix d'aliments riches en fer et accessoirement riches en iode, en phosphore, en sels minéraux. Les anémiques et chloro-anémiques sont en effet presque toujours des dyspeptiques et souvent du type hypopeptique, hypochlorhydrique.

Hors-d'œuvre. — Les hors-d'œuvre, qui sont des excitants de l'appétit, doivent être préparés avec des substances riches en fer : moelle osseuse, viande crue, jaune d'œuf, jambon, avoine, épinards, salades, etc.

Potages. — Les potages au jus de viande, à la purée de viande crue, à la moëlle osseuse, aux jaunes d'œufs, aux purées de volailles, aux farines, pâtes et légumineuses, aux épinards, asperges, carottes, flageolets, petits pois, haricots verts, pommes de terre, substances riches en fer, constituent des aliments qui pris, en quantité modérées, sont des plus recommandables.

Œufs. — Le chloro-anémique trouvera dans le jaune d'œuf le fer sous forme d'hématogène éminemment assimilable. Les œufs seront préparés : à la coque; en cocotte à l'eau, au bouillon ou à la crème, et aux purées diverses; sous forme d'œufs pochés et d'omelettes très moëlleuses.

Viandes. — Le bœuf, le mouton et le veau, rôtis ou grillés, sont indiqués chez les anémiques ; les cervelles et ris, la moëlle de veau, le sang de veau défibriné, la viande crue, les jus de viande permettent de varier l'alimentation carnée. Le sang de porc est des plus riches en fer ; de ce fait, l'emploi du boudin serait recommandé si sa préparation et son assimilation n'étaient défectueuses. Le jambon d'York aux purées de légumes, les quenelles et le soufflé de jambon sont permis.

Les volailles les plus digestibles sont le poulet, le pigeonneau, rôtis ou grillés, le dindonneau et la pintade rôtis. Le perdreau rôti et les mauviettes rôties sont autorisés.

Parmi les poissons, sont permis : bar, sole, merlan, barbue, brochet, turbot, perche, truite, rouget, maquereau, sardines, hareng, crevettes grises, anchois.

Les grenouilles sont de facile digestion.

Les *condiments* sont : sel *gris* écrasé au pilon (riche en arsenic), *sauces* (voir *Régime des tuberculeux*), cornichons au vinaigre de vin (usage modéré), jus de citron, tomates, etc.

Légumineuses. — Les lentilles, fèves, pois, haricots blancs sont des aliments riches en fer, permis sous forme de purées. Les lentilles sont riches en oxyde de fer ; les lentilles blanches de l'année et les lentilles à la reine sont les plus digestibles. Les pois sont riches en acide phosphorique et en fer. Les fèves et les haricots sont les moins digestibles des légumineuses et ne sont permis que sous bénéfice d'inspection stomacale.

Légumes verts. — Les légumes verts fournissent une notable proportion de fer organique facilement assimilable ainsi que de l'iode. Les épinards, les salades, asperges, choux-fleurs, carottes, petits-pois, haricots verts, poireaux, fonds d'artichauts, assaisonnés au jus de viande, à la crème, constituent de bons aliments pour les anémiques.

Farineux. — La pomme de terre, le riz, les farines d'avoine, d'orge, de froment, de seigle, de maïs, les pâtes aux œufs sont des aliments excellents pour les anémiques. La ration de phosphates qui fait partie du régime alimentaire normal doit être augmentée dans les états anémiques où la déphosphatisation est exagérée.

Entremets et desserts. — Les préparations de riz (riz au lait et aux jaunes d'œufs, gâteau et croquettes de riz), les puddings, les crèmes, les mousses au chocolat et aux fraises, les flans et tartelettes de fruits, les fromages frais à la crème, gervais, constituent des aliments nutritifs et de facile digestion.

Fruits. — Parmi les fruits, les meilleurs sont : fraises, raisin noir, pêche, ananas, pommes, poires, prunes reine-claude, groseilles, dattes. Les compotes, marmelades et gelées des fruits indiqués sont autorisées. Les compotes de pruneaux, pommes, rhubarbe, ont l'avantage de combattre la constipation.

Pain. — Le pain complet (croûte et biscottes) est permis en quantités variables suivant l'état des fonctions digestives ; le pain d'épices est toléré sous réserves.

Boissons. — Les boissons indiquées dans le régime des anémiques et des chloro-anémiques sont les suivantes : vin de Bordeaux rouge (jeune de 2 ans) étendu d'eau minérale (Bussang, Orezza. etc.), bière maltée, décoctions de céréales, infusions chaudes (tilleul, oranger, camomille, menthe, orange amère, houblon, verveine, etc.), cacao léger au lait ou à l'eau, thé, lait à la vanille, lait de poule, lait écrémé, petit lait, kéfir n° 1, koumys, lait caillé bulgare. Les eaux minérales usitées sont : Orezza, Bussang, Pyrmont, Forges-les-Eaux, Renlaigue, Vichy (sources Lardy, Mesdames), Spa, la Bauche, Luxeuil, Pougues, Saint-Nectaire, Royat, la Bourboule, etc.

Régime des grands enfants anémiques.

Petit déjeuner *(8 heures du matin)*.

1 tasse de cacao léger au lait ou à l'eau, ou cacao à l'avoine, avec pain grillé ou biscottes avec beurre frais ;

ou thé au lait ;

ou bouillie au lait, aux farines ou aux pâtes ;

ou 1 œuf à la coque.

Goûter *(4 heures)*.

1 tasse de thé au lait, ou 1 tasse de lait sucré ;

ou fruits cuits, compotes ou gelées de fruits ;

avec pain ou biscottes.

MENUS HEBDOMADAIRES

Lundi.

Déjeuner.

1 sandwich à la purée de
poisson.
1 côtelette de mouton
grillée.
60 gr. purée de pommes de
terre aux jaunes d'œufs.
1 pêche fondante.
Pain : 60 grammes.
Eau vineuse : 1 verre.

Dîner.

100 gr. potage purée
de lentilles.
60 gr. épinards à la pulpe de
viande crue.
1 pot de crème au café.

Pain 60 grammes.
Eau vineuse : 1 verre.

Mardi.

Déjeuner.

2 tranches fines de langue
fumée.
60 gr. homard en mayonnaise.
60 gr. haricots verts à la
crème.
1 grappe de raisin.
Pain : 60 grammes.
Eau vineuse : 1 verre.

Dîner.

100 gr. consommé au jus de
viande.
2 œufs pochés aux épinards.
50 gr. pudding au tapioca.

Pain : 50 grammes.
Eau vineuse : 1 verre.

Mercredi.

Déjeuner.

1 coquille de crevettes.
60 gr. filet de bœuf rôti.
60 gr. nouilles au gratin.
50 gr. compote de pommes.

Pain : 60 grammes.
Eau vineuse : 1 verre.

Dîner.

100 gr. velouté d'asperges à
la farine d'avoine.
60 gr. poulet grillé.
60 gr. chicorée à la crème.
1 grappe de raisin.
Pain : 60 grammes.
Eau vineuse : 1 verre.

Jeudi.

Déjeuner.	Dîner.
1 cassolette aux épinards.	100 gr. potage purée de
60 gr. escalope de veau	haricots rouges.
grillée.	2 œufs mollets à la reine.
2 cuillerées de salade (cresson	50 gr. de laitues à la crème.
ou pissenlit).	1 banane.
1 pot de crème à la vanille.	
Pain : 60 grammes.	Pain : 60 grammes.
Eau vineuse : 1 verre.	Eau vineuse : 1 verre.

Vendredi.

Déjeuner.	Dîner.
60 gr. Truite à la crème au	100 gr. potage purée de pois
gratin.	secs.
60 gr. nouilles au beurre.	60 gr. soufflé de sole.
60 gr. œufs à la neige.	1 fond d'artichaut au gratin.
	50 gr. compote de pêches.
Pain : 60 grammes.	Pain : 60 grammes.
Eau vineuse : 1 verre.	Eau vineuse : 1 verre.

Samedi.

Déjeuner.	Dîner.
1 tartine de moëlle aux	100 gr. consommé aux jaunes
anchois.	d'œufs.
60 gr. pigeonneau rôti.	50 gr. jambon d'York.
60 gr. pois frais au beurre.	60 gr. macaroni à la crème.
50 gr. pudding de riz.	40 gr. gelée de pommes.
Pain : 60 grammes.	Pain : 60 grammes.
Eau vineuse : 1 verre.	Eau vineuse : 1 verre.

Dimanche.

Déjeuner.	Dîner.
60 gr. filet de bœuf haché aux	100 gr. panade à la crème.
jaunes d'œufs.	2 œufs en cocotte à la purée
60 gr. purée de lentilles à la	de cervelle.
crème.	60 gr. haricots chevriers frais
2 cuillerées de salade de	au beurre.
cresson.	50 gr. compote de pruneaux.
50 gr. gâteau de semoule.	
Pain : 60 grammes.	Pain : 60 grammes.
Eau minérale : 1 verre.	Eau vineuse : 1 verre.

POTAGES

Potages gras.

Bouillon de bœuf. Consommé ordinaire.

Voir : *Régime des Tuberculeux*.

Bouillon de bœuf aux pâtes.

Voir : *Régime des Tuberculeux*.

Bouillon de bœuf au tapioca, au sagou, aux perles, etc.

Voir : *Régime des Tuberculeux*.

Bouillon aux jaunes d'œufs, aux œufs pochés.

Voir : *Régime des Tuberculeux*.

Thé de bœuf. Bouillons à la purée de viande crue. Bouillon d'os.

Voir : *Régime des Tuberculeux*.

Bouillon de bœuf et de poulet. Bouillons de volailles. Veloutés de volailles. Potage crème de volaille.

Voir : *Régime des Tuberculeux*.

Consommé au jus de viande.

Ajouter quelques cuillerées de jus de viande au consommé tiède.

Consommé à la farine d'avoine.

Délayer dans une petite casserole 2 cuillerées de farine d'avoine avec 6 décilitres de consommé : mettre bouillir en remuant pour bien mélanger : assaisonner d'une pincée de sel. Laisser cuire 30 minutes à très petite ébullition. Au moment de servir, passer à la passoire fine et ajouter 30 grammes de beurre frais.

Velouté d'épinards.

Faire blondir à feu doux 1 cuillerée de farine dans une cuillerée de beurre. Ajouter 150 grammes de purée d'épinards. Mouiller avec du bouillon léger. Faire cuire pendant 25 minutes. Tamiser et ajouter 20 grammes de beurre frais pour servir.

Velouté d'asperges à la farine d'avoine.

Faire cuire vivement à l'eau salée bouillante la partie tendre d'une botte d'asperges vertes. Les égoutter. Délayer une cuillerée de farine d'avoine dans 6 décilitres de bouillon. Faire bouillir, ajouter les asperges et laisser cuire 25 minutes, passer au tamis fin. Lier au dernier moment le potage avec un peu de crème fraîche et un jaune d'œuf.

Velouté de : petits pois, flageolets, laitues, cresson, haricots verts, chicorée.

Même préparation que pour le Velouté d'asperges à la farine d'avoine.

Potage purée de carottes.

1 2 litre de carottes Crécy : les ratisser, les passer au beurre, mouiller avec bouillon, ajouter une poignée de riz, un peu de sucre, et, lorsque le tout est bien cuit, passer à l'étamine. Lier avec crème double et morceau de beurre : verser sur croûtons.

Potages maigres.

Potage à la crème d'avoine.

Faire bouillir 2 décilitres de lait : y ajouter une pincée

de sel. Délayer 2 cuillerées de crème d'avoine avec 1 décilitre de lait pur que l'on verse dans le lait bouillant. Laisser cuire 25 minutes.

Procéder de même pour farines de : gruau, maïs, orge, etc.

Velouté d'asperges au maigre.

Procéder comme pour le velouté au gras : remplacer le bouillon par du lait bouilli.

Velouté de : épinards, petits pois, flageolets, haricots verts. laitues, cresson, chicorée (*au maigre*).

Même procédé que pour le velouté d'asperges au maigre.

Potages aux légumineuses.
(Lentilles, haricots rouges, pois, haricots blancs· chevriers).

Voir : *Régime des Tuberculeux*.

Potage aux poireaux et aux pommes de terre.

Voir : *Régime des Tuberculeux*.

HORS-D'ŒUVRE

Hors-d'œuvre froids.

Sont permis : maigre de jambon de Bayonne (coupé en tranches minces), jambon d'York cuit, jambon de Westphalie, langue fumée, crevettes grises. anchois, huîtres, homard, langouste (servis avec mayonnaise), thon à l'huile, moëlle fraîche de tibias de veau (tartines, voir: *Régime des Tuberculeux*), moëlle aux anchois, boulettes et pastilles de viande crue, sandwichs, tartelettes, éclairs, poudre de viande, suc musculaire. (Voir: *Régime des Tuberculeux.*)

Sandwichs à la purée de poisson.

Préparer une purée de poisson bouilli (de desserte) que l'on additionnera de mayonnaise ; garnir avec cette purée, à l'aide d'un couteau à lame arrondie, les tranches de pain (tartinées préalablement de beurre frais).

Sandwichs à la purée de volaille.

Préparer une purée de volaille bouillie (volaille de desserte) additionnée d'un peu de beurre frais. Tartiner cette purée sur les tranches de pain, les saupoudrer avec un jaune d'œuf dur mélangé à de petits cornichons (au vinaigre de vin) hachés.

Sandwichs au jambon.

Tartiner sur les tranches de pain un œuf dur additionné de beurre frais. Garnir l'intérieur d'une tranche mince de maigre de jambon d'York.

On peut remplacer le jambon par du bœuf de Hambourg ou de la langue fumée.

Hors-d'œuvre chauds.

Croquettes de jambon.

Mélanger une cuillerée de maigre de jambon cuit haché, avec 3 cuillerées de haricots verts cuits et 1 2 cuillerée de cornichons hachés. Ajouter 3 cuillerées de sauce blanche faite avec de la farine d'avoine et réduite avec un jaune d'œuf. Attendre que le mélange soit refroidi. En former des boulettes, les passer dans la farine d'avoine ; les jeter dans la friture bouillante.

Sauce à la farine d'avoine (pour croquettes de jambon).
— Mettre dans une casserole un bon morceau de beurre,
ajouter 3 cuillerées de farine d'avoine, délayer sur feu
doux pendant 3 minutes ; mouiller de 3 décilitres de
lait bouilli, assaisonner d'une pincée de sel. Mélanger
et laisser cuire 25 minutes.

Cassolettes.

Voir : *Régime des Tuberculeux.*

Tartelettes.

Voir : *Régime des Tuberculeux.*

ŒUFS

Préparations. — Voir celles indiquées pour le *Régime
des Tuberculeux.* Employer de préférence les jaunes
d'œufs seulement.

Pour assaisonner les mets des anémiques, employer
de préférence le sel gris écrasé au pilon.

SAUCES

Sauce blanche, sauce à la crème, sauce hollandaise, sauce mouseline, sauce mayonnaise.

Voir : *Régime des Tuberculeux.*

Sauce maître d'hôtel.

Faire fondre 20 grammes de beurre, ajouter une
pincée de sel, une goutte de jus de citron. Fouetter pour
bien mélanger.

Sauce aurore.

Préparer une sauce blanche ; ajouter une cuillerée de

sauce tomate ; bien mélanger et ajouter 20 grammes de beurre frais pour servir.

Sauce tomate.

Couper en quartiers 6 tomates bien mûres ; retirer les graines. Les faire cuire pendant 45 minutes avec un demi-verre d'eau, une pincée de sel, une pincée de sucre. Passer au tamis. Ajouter à la purée 30 grammes de beurre frais.

PATES

Employer les pâtes aux œufs ; leur appliquer tous les modes de préparations indiquées au *Régime des Tuberculeux*.

VIANDES DE BOUCHERIE

Bœuf.

Filet de bœuf rôti, contre-filet ou faux-filet rôti, bifteck grillé au naturel, tourne dos grillé, entre côte grillée, filet de bœuf haché au jaune d'œuf.

Voir : *Régime des Dyspeptiques.*

Veau.

Rôtis de veau, escalope de veau grillée, côtelette de veau grillée, escalope de veau sautée, escalope de veau hachée grillée, blanquette de veau, hachis de veau à la sauce blanche, soufflé de veau aux épinards, quenelles de veau à la crème, quenelles de veau à la panade, ris de veau au naturel, ris de veau à la poulette, ris de veau grillé, soufflé de ris de veau, cervelle de veau au naturel, cervelle de veau à la sauce blanche, purée de cervelle de veau, soufflé de cervelle de veau.

Voir: *Régime des Dyspeptiques.*

Mouton.

Mouton rôti, côtelette de mouton grillée, côtelette de mouton hachée grillée.

Voir: *Régime des Dyspeptiques.*

Porc.

Jambon d'York aux purées de légumes, quenelles de jambon, soufflé de jambon.

Voir: *Régime des Dyspeptiques.*

Volailles.

Poulet rôti, poulet grillé, poulet poché, soufflé de volaille, quenelles de volaille.

Voir : *Régime des Dyspeptiques.*

Pigeonneau rôti, Pigeonneau grillé.

Voir: *Régime des Dyspeptiques.*

Dindonneau rôti, Pintade rôtie.

Voir: *Régime des Tuberculeux.*

Gibier.

Perdreau rôti, Mauviette rôtie.

Voir: *Régime des Dyspeptiques.*

POISSONS

Bar.

Bar bouilli.

Procéder comme pour la perche bouillie (Voir: *Régime des Tuberculeux*).

Bar grillé.

Voir: *Régime des Tuberculeux.*

Sole.

Filets de sole grillés.

Voir: *Régime des Tuberculeux.*

Sole frite.

Voir: *Régime des Tuberculeux.*

Sole bouillie.

Voir: *Régime des Dyspeptiques.*

Barbue.

Barbue (préparations).

Voir: *Régime des Dyspeptiques.*

Brochet.

Brochet au court bouillon.

Mettre un brochet de 500 grammes dans une casserole plate, ajouter 4 décilitres d'eau, 4 décilitres de vin blanc, 12 grammes de sel gris, un peu de laurier, de thym et une goutte de jus de citron. Faire partir en plein feu et laisser pocher pendant 15 minutes. Egoutter. Servir avec sauce blanche ou béchamel ou sauce aurore.

Brochet grillé.

Le diviser par tronçons s'il est gros et le faire griller comme le bar. Le servir avec sauce aurore ou sauce tomate.

Croquettes de brochet.

Emincer de la chair de brochet cuit au court bouillon (poisson de desserte) ; ajouter quelques cuillerées de béchamel épaisse liée aux jaunes d'œufs. Laisser refroidir, en former des boulettes, les paner à l'anglaise, les faire frire à feu vif.

Croquettes de Homard. Croquettes de Morue.

Même préparation que pour les Croquettes de brochet.

Turbot.

Turbot bouilli.

Mettre un turbot de 500 grammes dans une casserole plate avec 6 décilitres d'eau, 2 décilitres de lait écrémé et 10 grammes de gros sel. Faire partir en plein feu ; laisser pocher 30 minutes.

Coquilles de turbot.

Même préparation que pour les coquilles de crevettes. (Voir page 174.)

Turbot en mayonnaise.

Faire cuire le turbot au court-bouillon : le servir froid avec une sauce mayonnaise, des œufs durs et des cœurs de laitues.

Turbot à l'anglaise.

Voir : *Régime des Tuberculeux*.

Perche.

Perche bouillie.

Voir : *Régime des Tuberculeux*.

Perche grillée.

Voir: *Régime des Tuberculeux*.

Friture de Perchettes.

Tremper les perchettes dans du lait bouilli refroidi : les rouler dans la farine, les secouer dans un linge, les jeter dans la friture bouillante. Servir avec tranche de citron.

Truite.

Truite au court bouillon.

Voir: *Préparation du Brochet au court bouillon* (p. 172).

Truite grillée.

Voir : *Régime des Tuberculeux*.

Truite frite.

Voir : *Régime des Tuberculeux*.

Truite à la mayonnaise.

Faire cuire la truite au court bouillon ; la servir froide avec une sauce mayonnaise, quelques laitues et des œufs durs.

Truite à la crème au gratin.

Préparer une purée de pommes de terre ; la dresser en couronne sur un plat de porcelaine à feu beurré. Placer dans l'intérieur de cette couronne des tranches de truite (cuite au court bouillon), les couvrir de sauce béchamel ; saupoudrer la surface de mie de pain. Placer quelques noisettes de beurre frais. Faire gratiner à four vif.

Crevettes.

Coquilles de crevettes.

Mettre une poignée de queues de crevettes épluchées

dans 1 décilitre de béchamel liée avec 2 jaunes d'œufs. Garnir de cette préparation des coquilles Saint-Jacques. Saupoudrer la surface de mie de pain et placer sur chacune une noisette de beurre fin. Faire gratiner au four (placer les coquilles dans un plat rempli d'eau chaude pour qu'elles ne prennent pas contact avec la plaque du four).

Maquereau.

Maquereau à la hollandaise.

Faire pocher le maquereau à l'eau bouillante salée pendant 12 minutes; le servir avec une sauce hollandaise.

Rouget.

Rouget grillé.

Ciseler le rouget, le badigeonner de beurre décanté et le faire griller à feu vif.

Rouget au court bouillon.

Procéder comme pour la sole; servir avec sauce blanche ou sauce mousseline.

Hareng.

Hareng sauce moutarde.

Choisir un hareng laité; le ciseler, le badigeonner de beurre fondu, le faire griller à feu vif. Ajouter à la sauce hollandaise une cuillerée de moutarde : servir à part.

Soufflés de poissons.

Voir : *Régimes des Tuberculeux et des Dyspeptiques*.

Grenouilles.

Grenouilles sautées.

Mettre dans un sautoir un morceau de beurre ; dès qu'il est blond, y jeter les grenouilles ; assaisonner de sel et d'un peu de muscade. Après cuisson, ajouter quelques gouttes de jus de citron.

Grenouilles au naturel.

Voir : *Régime des Dyspeptiques.*

Grenouilles à la sauce blanche.

Voir : *Régime des Dyspeptiques.*

LÉGUMINEUSES ET LÉGUMES VERTS

Voir : *Régime des Tuberculeux.*

Salades vertes.

Sont recommandés : pissenlit sauvage, cresson, chicorée sauvage, mâche, pourpier, laitue, scarole, romaine, etc., à cause de leur teneur en fer.

Pour les assaisonner, on remplacera le vinaigre par du jus de citron.

Mâche au beurre.

Trier et laver la mâche ; la préparer comme les épinards.

Purée de cresson à la crème.

Trier et laver le cresson à plusieurs eaux. Le faire blanchir à découvert pendant 6 minutes à l'eau bouillante salée, l'égoutter, le passer au tamis. Délayer la purée obtenue avec un peu de beurre et quelques cuillerées de crème fraîche.

ENTREMETS. DESSERTS. FRUITS

Voir : *Régime des Tuberculeux.*

Chloro-Tuberculose.

Voir : *Régime des Tuberculeux.*

Chloro-Brightisme.

Voir : *Régimes des Albuminuriques.*

Scorbut infantile.

Symptômes. — Le scorbut infantile ou *Maladie de Barlow* est une affection essentiellement caractérisée par de l'anémie croissante, des douleurs, de la pseudo-paralysie des membres, des hémorragies diverses sous-périostées.

Le scorbut a un début silencieux : les signes précurseurs sont : 1° anémie croissante ; 2° vive sensibilité des membres avec troubles de la motilité ;

3° troubles digestifs caractérisés par de la constipation ou de la diarrhée opiniâtre ou par des alternatives de l'une ou de l'autre. Les hémorragies osseuses, cutanées et viscérales, n'apparaissent que plus tardivement.

Causes. — La maladie de Barlow s'observe le plus souvent du 6° au 12° mois, surtout au 10°, chez les rachitiques, les dyspeptiques chroniques. Dans la majorité des cas, elle est précédée de troubles dyspeptiques ou gastro-intestinaux dus à l'usage : de farines et aliments de conserve, souvent altérés ; de bouillies et soupes préparées avec des farines lactées ; de lait maternisé, condensé. peptonisé ; de lait stérilisé à très haute température, ou très dilué, ou provenant de vaches nourries avec des drèches, des résidus de distilleries et de sucreries.

Régime alimentaire. — Le régime alimentaire est à la fois simple et efficace : substituer aux aliments de conserve les aliments frais : sein, lait frais cru, lait pasteurisé non coupé. Administrer des aliments antiscorbutiques : bouillons de légumes frais, jus de viande fraîchement exprimée, viande crue, purées de pommes de terre ou de légumes verts, jus de citron, de raisin ou d'orange (ou compote des mêmes fruits). Régler l'alimentation et pratiquer la désinfection intestinale.

VI

RÉGIME DES ENFANTS RACHITIQUES

Le rachitisme est une ostéite toxique, due à une infection ou à une intoxication à point de départ *habituel* dans le tube digestif. Tout rachitisme débute par une gastro-entérite, et toute gastro-entérite non soignée et devenant chronique conduit au rachitisme.

Le rachitisme est, sauf dans de très rares cas, précédé de troubles digestifs appartenant à la *gastro-entérite commune* caractérisée par des poussées de diarrhée et de vomissements, séparées par des intervalles de constipation. Après quelques alternatives de diarrhée et de constipation, le gros ventre flasque de batracien commence à se développer ; l'état général s'altère, et la cachexie revêt deux types : tantôt l'enfant maigrit dès le début, c'est la *cachexie maigre,* tantôt l'enfant augmente de poids et devient obèse, c'est la *cachexie grasse ou florissante ;* à la cachexie grasse succède souvent la cachexie maigre. Qu'elle s'accompagne de l'une ou de l'autre, la gastro-entérite donne naissance aux mêmes complications, entr'autres au rachitisme.

En résumé, l'enfant ne naît pas rachitique; il le devient, et il le devient par l'estomac. Le rachitisme, maladie de la nutrition, est précédé de troubles digestifs qui modifient l'assimilation calcaire et décalcifient les os.

Régime des rachitiques.

Le petit rachitique doit recevoir en abondance des aliments plastiques, respiratoires et phosphatés. S'il est encore au sein, l'allaitement sera réglé au point de vue de la fréquence des tétées (6 ou 8 tétées par 24 heures), et le sevrage sera tardif et progressif. Si l'enfant est au biberon, la réglementation des tétées au point de vue de leur fréquence et de leur abondance sera des plus sévères (voir *Régime des gastro-entérites des Nourrissons*) ; le sevrage sera effectué avec de minitieuses précautions.

Les aliments de l'enfant rachitique seront choisis parmi les plus digestibles sous le plus faible volume et parmi les plus riches en phosphates de chaux.

Potages. — Les bouillons de bœuf, de veau et de poulet additionnés de jaunes d'œufs, pâtes et farines diverses, les potages maigres aux crèmes d'avoine, d'orge, de riz, de maïs, de seigle, de bananes, les panades, les veloutés, les potages aux légumineuses constituent une série d'aliments qui conviennent particulièrement aux rachitiques, à la condition d'être administrés à doses variables suivant l'état des fonctions digestives.

Œufs. — Les œufs seront donnés sous toutes formes ; les jaunes seront utilisés de préférence à cause de leur richesse en phosphore assimilable et en fer.

Viandes. — Les cervelles et ris, la moelle osseuse, les poissons, les volailles, le jambon et, chez les enfants rachitiques âgés, les viandes de bœuf, de mouton, permettent la préparation d'une série de mets qui seront donnés triturés à l'avance.

Pâtes et farines. — Les pâtes alimentaires aux œufs, les farines de céréales et de légumineuses, le pain complet grillé (rationné) conviennent particulièrement aux rachitiques.

Légumes. — Les légumes riches en potasse : pommes de terre, légumes secs, ne doivent être donnés qu'avec modération. Parmi les légumes verts, les épinards, salades cuites, carottes, pois verts, haricots verts, céleri, navets sont autorisés sans réserves ; les choux-fleurs, choux de Bruxelles et asperges sont tolérés sous réserves.

Entremets, desserts, fruits. — Les crèmes à la vanille, à la fleur d'oranger, les puddings et soufflés, les fromages à la crème constituent des aliments nutritifs et de facile digestion. Parmi les fruits frais :

le raisin, l'orange, la pêche, la figue, la datte, et la
pomme bien mûres sont indiqués. Les compotes de
pommes, pruneaux, fraises, bananes sont assimilables
et d'une utilité incontestable dans la composition du
régime alimentaire des rachitiques.

Boissons. — Les enfants rachitiques ont souvent
une soif exagérée ; il importe de rationner les boissons, qui doivent avoir une haute valeur alimentaire.
Le lait de préférence phosphaté, les décoctions de
céréales, les extraits de malt, les jus de fruits (raisins
et oranges), les eaux recalcifiantes de Saint-Galmier
et Pougues trouvent leurs indications dans le rachitisme.

Au régime alimentaire doivent être associés une
bonne hygiène générale (cure d'air, de soleil, climat
marin, cures thermales chlorurées sodiques, etc.), et un
traitement médicamenteux variable suivant les indications (rachitiques anémiques, ou gras et eczéma-
teux). Bien traité, le rachitisme dure six mois ; non
traité, il dure 1, 2, 3 ans. Les déformations peuvent s'améliorer jusqu'à 5 ans ; la chirurgie ne doit
pas intervenir avant cet âge.

Régime alimentaire des Enfants rachitiques.

Petit déjeuner (8 h. du matin).

Bouillie au lait aux farines de : avoine, orge, riz, maïs, seigle, bananes ; ou potage au lait et aux pâtes, semoule, tapioca, pâtes d'Italie (légèrement sucré).

Goûter (4 h. du soir).

Pain avec fromage frais à la crème ; ou compote de fruits, ou fruits frais bien mûrs (raisin, pêche, pomme). Décoction de céréales ou lait phosphaté, ou bière de malt, ou jus de fruits (raisin, orange) ou eaux minérales (Saint-Galmier, Pougues).

MENUS HEBDOMADAIRES

Lundi.

Déjeuner	Dîner.
50 gr. cervelle de mouton au beurre.	100 gr. potage gras au tapioca.
60 gr. purée de lentilles à la crème.	1 œuf brouillé au naturel.
30 gr. soufflé de bananes.	1 pot de crème à la vanille.
Pain : 30 gr.	Pain : 30 gr.
Eau : 1 verre.	Décoction de céréales : 1 verre.

Mardi.

Déjeuner.

40 gr. sole bouillie à la hollandaise.
60 gr. nouillettes au beurre.
40 gr. compote de pruneaux.

Pain : 30 gr.
Bière de malt : 1 verre.

Dîner.

100 gr. potage maigre à la
crème de riz.
1 œuf poché à la purée
d'épinards.
1 grappe de raisin.
Pain : 30 gr.
Eau : 1 verre.

Mercredi.

Déjeuner.

40 gr. poulet rôti.
60 gr. purée de pois frais.
1 pot de crème à la fleur
d'oranger.
Pain : 30 gr.
Décoction de céréales :
1 verre.

Dîner.

100 gr. potage aux nouilles
à l'italienne.
50 gr. soufflé de ris de veau.
4 dattes.
Pain : 30 gr.
Lait phosphaté : 1 verre.

Jeudi.

Déjeuner.

1 tartine de moelle osseuse
50 gr. quenelles de veau
à la crème.
60 gr. purée de pommes
de terre.
1 pêche fondante.
Pain : 30 gr.
Eau : 1 verre.

Dîner.

100 gr. potage à l'oignon.
1 œuf mollet à la purée de
chicorée.
40 gr. compote de pommes.

Pain : 30 gr.
Décoction de céréales :
1 verre.

Vendredi.

Déjeuner.

1 coquille de turbot à la
crème.
60 gr. flageolets frais au
beurre.
1 banane.
Pain : 30 gr.
Eau : 1 verre.

Dîner.

100 gr. panade au bouillon
et au jaune d'œuf.
40 gr. perche grillée.
40 gr. fromage frais à la
crème.
Pain : 30 gr.
Eau : 1 verre.

Samedi.

Déjeuner.	Dîner.
40 gr. filet de bœuf grillé.	100 gr. potage au blé mondé.
50 gr. purée de carottes à la crème.	1 jaune d'œuf poché à la purée de chicorée.
40 gr. soufflé à l'arrow-root.	40 gr. compote de fraises.
Pain : 30 gr.	Pain : 30 gr.
Bière de malt : 1 verre.	Eau : 1 verre.

Dimanche.

Déjeuner.	Dîner.
1 côtelette d'agneau grillée.	100 gr. potage velouté de laitues.
60 gr. haricots verts au beurre.	1 œuf en cocotte au jambon.
40 gr. pudding à la semoule.	30 gr. gelée de pommes.
Pain : 30 gr.	Pain : 30 gr.
Eau : 1 verre.	Eau : 1 verre.

POTAGES

I. — Potages gras.

Bouillons de bœuf, de veau, de poulet.

Voir : *Régime des Dyspeptiques.*

Bouillon aux jaunes d'œufs.

Voir : *Régime des Diabétiques.*

Bouillon aux pâtes.

Voir : *Régime des Dyspeptiques.*

Employer les pâtes aux œufs pour la préparation des potages.

Potage aux nouilles à l'italienne.

Faire blanchir des nouilles aux œufs. Les placer dans le fond de la soupière, les couvrir de fromage râpé. Verser le potage et laisser tremper quelques instants avant de servir.

Potage gras à la farine de maïs.

Délayer 2 cuillerées de farine de maïs dans 6 décilitres de potage bien dégraissé. Faire bouillir en remuant pour bien mélanger. Laisser cuire à faible ébullition pendant 30 minutes. Ajouter 20 grammes de beurre frais au moment de servir.

Potages gras aux farines diverses.

Avoine, froment, seigle, riz, bananes.)

Même préparation que pour le potage gras à la farine de maïs.

Potage au blé mondé.

Prendre une demi-livre de blé mondé, le mettre dans une terrine d'eau pendant 14 heures, l'égoutter, le placer dans une casserole avec un peu d'eau tiède, le faire blanchir, jeter l'eau, et le mouiller avec 2 litres de bon consommé. Le faire cuire 1 heure 1 2, et le servir.

Consommés.

Voir : *Régime des Tuberculeux.*

II. — Potages maigres.

Potage à la crème de riz.

Faire bouillir 2 décilitres de lait, y ajouter une pincée de sel. Délayer 2 cuillerées de crème de riz dans 1 décilitre de lait froid. Verser dans le lait bouillant. Laisser cuire 25 minutes.

Potages à la crème d'orge, d'avoine, de maïs, de seigle.

Même préparation que pour le potage à la crème de riz.

Potage au lait à la farine de bananes.

Même préparation que pour le potage à la crème de riz.

Potage au pain grillé.

Couper le pain en tranches minces, le faire bien griller au four et le servir en même temps que le potage.

Potage au babeurre.

Voir : *Régime des gastro-entérites des nourrissons.*

Potage à l'oignon.

Ciseler l'oignon, le faire blondir dans le beurre, le mouiller de 5 décilitres d'eau, saler et laisser cuire pendant 15 minutes. Tamiser. Lier le potage avec quelques cuillerées de crème double et un jaune d'œuf.

Potage à l'oignon et au lait.

Ciseler un oignon, le faire blondir légèrement dans du beurre, le mouiller de 4 décilitres de lait, saler et laisser cuire lentement quelques minutes. Placer des tranches de pain dans le fond de la soupière, ajouter quelques cuillerées de crème. Tamiser le potage au lait, le verser sur les tranches de pain.

Panade au bouillon et au jaune d'œuf.

Tailler une flûte de pain rassis de 150 grammes, la mouiller de 5 décilitres de bouillon de bœuf, de volaille ou de veau, bien dégraissé. Laisser mijoter pendant 30 minutes. Fouler la panade à la spatule, ajouter du beurre frais et un jaune d'œuf au moment de servir.

Velouté d'asperges à la farine d'avoine.

Voir : *Régime des Anémiques.*

Veloutés de : petits pois, flageolets, laitues, épinards, cresson, chicorée.

Voir : *Régime des Anémiques.*

Potages aux légumineuses.

(Pois, haricots, lentilles, fèves.)

Voir : *Régime des Tuberculeux.*

HORS-D'ŒUVRE

Sont recommandés : tartines de moelle osseuse, sardines à l'huile, jambon, sandwichs à la viande crue, crevettes grises, cassolettes diverses.

ŒUFS

Sont permis sous toutes les formes. Utiliser de préférence les jaunes à cause de leur richesse en phosphore assimilable et en fer.

VIANDES DE BOUCHERIE

Bœuf.

Filet de bœuf rôti. Contre-filet ou faux-filet rôti. Bifteck grillé. Tournedos grillé. Filet de bœuf haché au jaune d'œuf.

Voir : *Régime des Dyspeptiques.*

Veau.

Rôti de veau, escalope de veau grillée, côtelette de

veau grillée, escalope de veau sautée, escalope hachée grillée, blanquette de veau, hachis de veau, soufflé de veau à la crème, ris de veau, cervelles.

Voir: *Régime des Dyspeptiques.*

Mouton et Agneau.

Voir : *Régime des Dyspeptiques.*

Jambon.

Voir: *Régime des Dyspeptiques.*

Moelle osseuse.

Voir: *Régime des Tuberculeux.*

Viande crue.

Voir: *Régime des Tuberculeux.*

VOLAILLES

Voir: *Régime des Dyspeptiques.*

POISSONS

(Sole, Turbot, Merlan, Brochet, Barbue, Perche.)
Voir : *Régime des Anémiques.*

Grenouilles.

Voir: *Régime des Dyspeptiques.*

SAUCES

Les sauces permises aux rachitiques sont celles indiquées au *Régime des dyspeptiques;* la quantité de beurre peut être augmentée.

PATES ALIMENTAIRES (aux œufs).

Voir: *Régime des Tuberculeux.*

LÉGUMES

Légumes secs.

Voir : *Régime des Tuberculeux.*

Pommes de terre.

Voir : *Régime des Tuberculeux.*

Légumes verts.
Epinards, salades cuites, carottes, pois verts.

Voir: *Régime des Tuberculeux et des Anémiques.*

Haricots verts.

Voir: *Régime des Dyspeptiques.*

Céleri. Choux-fleur. Navets.

Voir: *Régime des Arthritiques.*

Asperges. Choux de Bruxelles (sous réserves).

Voir : *Régime des Obèses.*

ENTREMETS

Crème à la vanille, à la fleur d'oranger.

Voir: *Régime des Dyspeptiques.*

Puddings. Soufflés.

Voir: *Régime des Dyspeptiques.*

Pudding de bananes.

Écraser et passer au tamis 12 bananes très mûres ; ajouter 6 cuillerées de sucre en poudre et 6 œufs battus longuement. Faire bouillir 1 litre de lait, l'ajouter peu à peu au mélange en remuant sans cesse. Verser la prépation dans un moule beurré et faire cuire à four modéré.

FRUITS

Fruits frais.

Raisin. Orange. Pêche bien mûre. Figue. Datte. Banane. Pomme fine bien mûre. — Amandes fraîches (rarement).

Fruits cuits.

Compotes de : pommes. pruneaux. fraises. bananes. Voir : *Régime des Dyspeptiques.*

FROMAGES

Fromages à la crème. Gruyère. Brie vrai.

PAIN

Pain grillé, biscottes, grissini.

BOISSONS

Lait. lait phosphaté ; décoctions de céréales, d'orge, d'avoine, de riz ; extrait de malt ; jus de fruits (raisins et oranges) ; eaux de Saint-Galmier, Pougues.

VII

REGIMES DES GRANDS ENFANTS DYSPEPTIQUES

Les troubles de la digestion gastrique peuvent revêtir dans l'enfance 3 modalités cliniques :

1° *La dyspepsie alimentaire* ou prémonitoire, qui peut survenir chez les enfants *mal nourris* (qualitativement surtout) ou *trop nourris* ;

2° *La dyspepsie hypopeptique*, qui s'accompagne le plus souvent d'hyperesthésie gastrique, et peut s'installer chez les enfants anémiques, ou convalescents d'une maladie de longue durée, ou vivant dans de mauvaises conditions hygiéniques ;

3° *Les dyspepsies avec perversion des fermentations digestives*, ordinairement gastro-intestinales, qui sont surtout dues aux fautes alimentaires (abus des sucreries, pâtisseries, etc.).

Le régime lacté et le régime lacto-farineux constituent des régimes sévères et transitoires pour les enfants atteints de troubles dyspeptiques ; lorsque le médecin sera sûr de la tolérance des aliments compris dans un 3ᵉ régime assez large où entreront les laitages, les œufs, pâtes, fruits, légumes verts, viandes hachées et pulpées, il pourra prescrire *le régime habituel* de la dyspepsie infantile dont nous allons énumérer les détails et prescriptions essentiels.

Aliments permis aux grands Enfants dyspeptiques.

Potages gras. — Le bouillon a une valeur nutritive très faible : 1 litre de bouillon équivaut à 4o grammes de viande fraîche ; une assiette de bouillon fournit 2 à 3 grammes d'albumine et de gélatine et à peu près autant de graisses, c'est-à-dire pas plus que 2 à 3 cuillers à soupe de lait de vache. Par contre, le bouillon possède la qualité précieuse d'exciter la sécrétion gastrique, d'être pepsinogène. Aussi est-il indiqué au début du repas, surtout chez les enfants dyspeptiques qui ont de l'insuffisance gastrique. Mais le bouillon sert à dilater l'estomac, d'où la nécessité de le donner en petite quantité.

Les meilleurs bouillons sont : les bouillons de bœuf, de veau et de poulet passés à la serviette et complètement dégraissés.

Potages maigres. — Les bouillies les plus digestibles sont les bouillies d'avoine, d'orge, de froment et de riz. Les potages aux pâtes, les veloutés, les potages crèmes de légumes frais et les potages purées de légumes frais conviennent aux dyspeptiques ; les potages purées de légumineuses comprennent les potages purée de pois et purée de lentilles.

Œufs. — L'œuf est très nutritif et facile à digérer. Un œuf moyen de 60 grammes renferme 13 grammes de matériaux utiles, savoir : un peu plus de 7 grammes d'albumine, un peu moins de 6 grammes de graisse. Plus un œuf est frais, plus il est savoureux, et mieux il se digère. L'œuf dur est de digestion difficile. Le blanc d'œuf doit être mangé cuit à consistance crémeuse. Le jaune d'œuf s'associe parfaitement avec les farines, les féculents, les pâtes, avec le maigre de la viande, et s'accorde mal avec les graisses ; il favorise plutôt la constipation et les putréfactions intestinales. Les œufs à la coque, en cocotte à l'eau, au bouillon, à la crème, aux purées diverses, les œufs pochés et les omelettes très moelleuses sont les préparations ordinaires les meilleures pour les enfants dyspeptiques.

Viandes de boucherie. — Les morceaux les plus digestibles de la viande sont ceux qui contiennent le moins de graisse et de tissu fibreux : pour le bœuf : filet, contre-filet, train de côtes ; pour le veau : carré, selle, noix ; pour le mouton et pour l'agneau : carré et selle. Les ris et cervelle de veau sont des aliments très sapides et de facile digestion. La viande crue, qui se digère très bien, convient dans certaines dyspepsies graves ; la viande rôtie ou grillée est la plus digeste pour les dyspeptiques. Pour servir les rôtis aux dys-

peptiques, on aura soin de supprimer les parties ris-
solées extérieures, d'une digestibilité moindre. Les
viandes grillées ne doivent pas être badigeonnées d'un
corps gras. La cuisine à la vapeur a le mérite de ne
pas altérer les qualités des diverses viandes. Voici les
apprêts les plus recommandables pour les diverses
viandes de boucherie ; parmi ces recettes, un certain
nombre permettent de donner aux enfants ces aliments
triturés à l'avance.

Bœuf. — Filet rôti, Contre-filet rôti. Bifteck grillé.
Tournedos grillé. Entrecôte grillé. Filet de bœuf haché
au jaune d'œuf.

Veau. — Le veau de bonne qualité est de facile digestion, mais l'usage en doit être modéré chez le dyspeptique. Apprêts : rôtis de veau, escalope de veau grillée, côtelette de veau grillée, escalope de veau sautée,
escalope de veau hachée grillée, blanquette de veau,
hachis de veau, soufflé, quenelles, ris, cervelle.

Mouton. — La viande de mouton est de digestibilité
égale à celle du bœuf. Apprêts : mouton rôti, côtelette
de mouton grillée, côtelette de mouton hachée grillée,
cervelle.

Agneau. — Apprêts : rôtis, côtelette, cervelle.

Porc. — Seul le maigre du jambon (jambon
d'York) est permis aux dyspeptiques. Apprêts : jambon d'York, purées de légumes, quenelles de jambon,
soufflé de jambon.

Volailles. — Le poulet et le pigeonneau, volailles

maigres, sont seuls permis aux dyspeptiques. Pour les servir, avoir soin de retirer la peau.

Gibier. — Le gibier doit être proscrit de l'alimentation des dyspeptiques ; le perdreau rôti et la mauviette rôtie sont seuls digestibles.

Poissons. — Les poissons de facile digestion sont : la sole, le merlan, la barbue, le turbotin, le brochet, la perche. Les chairs du dos et de la queue sont les plus tendres et les meilleures ; la peau doit être rejetée à cause de son indigestibilité : Le poisson doit être grillé ou bouilli ; le rôle du court bouillon doit se borner à cuire seulement le poisson en lui conservant sa saveur.

Apprêts culinaires : merlan grillé, filets de sole grillés, barbue grillée, merlan au court-bouillon, brochet au court-bouillon, perche au court-bouillon, soufflés de : sole, merlan, barbue, turbot.

Grenouille. — Les cuisses de grenouille sont de facile digestion à cause de leur faible teneur en graisse. Apprêts : grenouilles au naturel et à la sauce blanche.

Sauces. — Les sauces ne doivent être employées chez les dyspeptiques qu'avec modération, dans le seul but de stimuler leur appétit et de varier leurs menus. Les sauces permises sont : la sauce Béchamel et la sauce blanche préparées à l'arrow-root, la sauce mousseline spéciale.

Légumes verts. — Les légumes verts sont d'autant plus digestibles qu'ils sont plus jeunes et plus frais ; ils exigent un lavage prolongé et répété à l'eau bouillie, une ébullition suffisamment prolongée et un tamisage parfait ; l'addition de beurre frais, jus de viande, crème, sauces, ne doit être effectuée qu'au moment de servir. Sont recommandés à cause de leur digestibilité : fonds d'artichauts, carottes, chico-rée, endives, laitues, salsifis, épinards, haricots verts, pois verts.

Légumes farineux. — La pomme de terre n'est per-mise aux dyspeptiques que sous forme de purées à l'eau, au lait, au bouillon, ou sous forme de soufflés.

Légumes secs. — Les légumes secs (lentilles, hari-cots blancs, flageolets secs, pois secs), ne doivent être servis que sous forme de purées, très finement tami-sées, mouillées de quelques cuillerées de lait et addi-tionnées d'un peu de beurre frais au moment de servir.

Pâtes. — Les pâtes, très digestibles, doivent être bien cuites à l'eau bouillante salée, égouttées, éva-porées et servies avec beurre frais. Les gnokis à la semoule sont de facile digestion.

Riz. — La pauvreté du riz en graisse le rend pré-cieux pour l'alimentation des dyspeptiques ; il se pré-pare de préférence à l'eau ou au bouillon.

Pain. — Le pain très cuit, grillé (croûte, breakfast, zwieback, biscotte, etc.), est le seul permis en quan-tités faibles.

Entremets. — Les soufflés à l'arrow-root sont très

digestibles : il en est de même des puddings de tapioca, semoule, vermicelle, sagou, riz. La crème anglaise, le riz au lait, le gâteau de riz, la crème renversée, les œufs à la neige, les pots de crème à la vanille, les meringues constituent les entremets et desserts permis aux dyspeptiques. Les *fromages* permis sont : fromage à la crème, petit gervais, demi-sel, neufchâtel.

Fruits. — Le dyspeptique ne doit manger de fruits crus qu'avec modération extrême (raisin, pêche, banane) : il doit préférer les fruits cuits sous formes de compotes légèrement sucrées (compotes de : pêches, prunes, bananes, raisin, pommes, pruneaux) ou sous forme de gelées (gelée de pommes).

Boissons. — Le dyspeptique doit boire peu aux repas, jamais au début : 1 verre aux repas du midi et du soir, 1 2 verre au repas du matin, 3/4 de verre au goûter. Les boissons permises sont : bonne eau pure ; infusions chaudes (thé, tilleul, camomille, oranger, verveine, mélisse, mauve, orge germée); eaux faiblement minéralisées (Évian, Alet, Thonon, etc.) ; vin blanc (Graves ou Sauterne) coupé de 1/5 d'eau; bière de malt étendue d'eau. En dehors des repas : lait écrémé, kéfir.

Le repos après les repas, l'examen fréquent de la dentition, qui doit être tenue dans un état irréprochable, constituent, avec la mastication lente, les prescriptions imposées aux enfants dyspeptiques.

Régime alimentaire des grands enfants dyspeptiques.

Petit déjeuner : *8 heures du matin.*

60 gr. de tapioca au lait, ou d'arrow-root ou de semoule au lait, ou de sagou, vermicelle, farine de gruau, racahout, etc.

Goûter : *4 heures du soir.*

60 gr. de pain grillé, ou biscottes, ou baguettes de gruau, avec :

50 gr. de marmelade de fruits cuits : pommes, bananes, pêches, raisins, figues, pruneaux.

1/2 verre d'eau ou de décoction de céréales.

MENUS HEBDOMADAIRES

Dimanche.

Déjeuner (*12 heures*).	**Dîner** (*7 heures*).
60 gr. poulet rôti.	80 gr. potage crème de laitues.
60 gr. nouilles au naturel.	1 œuf en cocotte à la crème.
50 gr. compote de bananes.	50 gr. compote de pruneaux.
Pain : 60 gr.	Pain : 60 gr.
Eau : 1 verre.	Décoction de céréales : 1 verre.

Lundi.

Déjeuner.	**Dîner.**
1 côtelette d'agneau grillée.	80 gr. potage purée de pois secs.
60 gr. purée de pommes de terre à l'eau.	1 œuf à la coque.
1 pot de crème à la vanille.	60 gr. gelée de pommes.
Pain : 60 gr.	Pain : 60 gr.
Eau vineuse : 1 verre.	Eau : 1 verre.

Mardi.

Déjeuner.	Dîner.
60 gr. cervelle de veau à la sauce blanche.	80 gr. bouillon de bœuf aux pâtes.
60 gr. purée de carottes.	1 œuf brouillé au naturel.
50 gr. gâteau de riz.	40 gr. fromage à la crème.
Pain : 60 gr.	Pain : 60 gr.
Eau : 1 verre.	Infusion de tilleul : 1 verre.

Mercredi.

Déjeuner.	Dîner.
60 gr. pigeonneau rôti.	80 gr. potage crème d'orge.
60 gr. purée de laitues.	1 œuf poché à la sauce blanche.
50 gr. crème renversée à la fleur d'oranger.	1 pomme au four.
Pain : 60 gr.	Pain : 60 gr.
Eau vineuse : 1 verre.	Eau : 1 verre.

Jeudi.

Déjeuner.	Dîner.
60 gr. escalope de veau grillée.	80 gr. bouillon de poulet.
50 gr. purée de fonds d'artichauts.	1 œuf en cocotte au bouillon.
60 gr. œufs à la neige.	1 banane.
Pain : 60 gr.	Pain : 60 gr.
Eau : 1 verre.	Infusion de camomille : 1 verre.

Vendredi.

Déjeuner.	Dîner.
60 gr. de sole grillée.	80 gr. potage purée de lentilles.
50 gr. de macaroni au naturel.	60 gr. de soufflé au riz.
50 gr. de compote de pêches.	40 gr. de fromage à la crème.
Pain : 60 gr.	Pain : 60 gr.
Eau vineuse : 1 verre.	Eau : 1 verre.

Samedi.

Déjeuner.	**Diner.**
60 gr. filet de bœuf grillé.	80 gr. potage crème d'avoine.
50 gr. endives au naturel.	1 œuf en cocotte au jambon.
50 gr. pudding à la semoule.	1 grappe de raisin de 60 gr.
Pain : 60 gr.	Pain : 60 gr.
Eau : 1 verre.	Eau : 1 verre.

POTAGES

Potages maigres.

Bouillie d'orge.

Délayer 2 cuillerées de farine d'orge dans 1 décilitre de lait froid que l'on verse dans 2 décilitres de lait bouillant et légèrement salé. Laisser cuire pendant 25 minutes ; tamiser finement avant de servir.

Bouillies d'avoine, de froment, de riz.

Même méthode que pour la bouillie d'orge.

Les bouillies peuvent se préparer à l'eau, aux bouillons de légumes ou de viandes.

Elles peuvent être liées aux jaunes d'œufs, additionnées de beurre frais, suivant prescription médicale.

Potages diastasés.

Lorsque le potage à base de fécule est cuit, le retirer du feu, le maintenir à une douce chaleur et y jeter un sachet d'orge germée qu'on laisse infuser. Retirer le sachet au bout de 5, 10, 20 minutes, selon l'action diastasique que l'on veut obtenir.

Le sachet est préparé en enfermant dans un petit sac de mousseline une cuillerée à soupe d'orge germée préalablement passée au moulin à café.

Potages aux pâtes et au lait.

(Pâtes d'Italie, semoule, tapioca, sagou, vermicelle, etc.)

Faire bouillir le lait, ajouter la pâte en pluie, remuer pour mélanger. Mettre 50 grammes de pâte par litre de lait et laisser cuire 20 minutes. Saler ou sucrer légèrement.

Potages aux bouillons et aux pâtes.

Jeter la pâte en pluie dans le potage bouillant : 60 gr. par litre de bouillon. Laisser cuire 20 ou 25 minutes.

Velouté à l'eau.

Faire bouillir 1 2 litre d'eau, délayer 2 cuillerées de crème de riz dans un peu d'eau froide, l'ajouter au liquide bouillant en remuant. Laisser cuire 20 minutes. Ajouter un jaune d'œuf et 20 grammes de beurre frais au moment de servir.

Potages-crèmes de légumes frais.

Potage crème de laitues.

Laver et échauder quelques laitues à l'eau bouillante ; les passer au tamis. Mettre la purée dans une casserole avec quelques cuillerées d'eau bouillante ; bien remuer le mélange. Ajouter peu à peu 1 litre de lait. Délayer deux cuillerées de farine de riz dans un peu de lait froid. Ajouter au potage bouillant. Laisser cuire 20 minutes. Au moment de servir, ajouter jaune d'œuf et beurre frais.

Potages-crèmes de : poireaux, carottes, chicorée, épinards, petits pois.

Même préparation que pour le Potage-crème de laitues.

Bouillon de légumes (Recette du Pr Méry). — Voir : *Régimes dans les gastro-entérites des Nourrissons.*

Potages-purées de légumes frais.

Ces potages diffèrent des veloutés et des crèmes par l'absence de farine ou de fécule.

1° Les purées se préparent surtout avec des légumes suffisamment féculents ou ayant une pulpe assez charnue pour éviter toute autre liaison. On peut cependant, après avis médical, les additionner d'un ou de plusieurs jaunes d'œufs ;

2° On peut aussi préparer des purées de légumes herbacés en leur adjoignant pendant la cuisson une très petite quantité de pommes de terre pour en assurer la liaison.

Potage-purée de pommes de terre.

Faire cuire à l'eau salée 250 grammes de pommes de terre épluchées et coupées en tranches. Les évaporer à l'entrée du four, les tamiser et ajouter à la purée une quantité de bouillon et de lait. Terminer en ajoutant un peu de beurre frais au moment de servir.

Potage-purée de fonds d'artichauts.

Faire blanchir pendant 10 minutes à l'eau salée 4 fonds d'artichauts. Les égoutter, les couper en tranches, les mettre cuire dans 2 décilitres de bouillon. Les passer au tamis fin et ajouter à la purée 3 décilitres de bouillon ou de lait. Assaisonner de sel et servir en ajoutant 20 grammes de beurre frais.

Potage-purée de carottes.

Même procédé que pour le potage-purée de fonds d'artichauts.

Potage-purée de crosnes du Japon.

Même procédé que pour le potage-purée de fonds d'artichauts.

Potage-purée de chicorée.

Plonger les parties tendres de 3 chicorées dans 2 litres d'eau bouillante salée. Laisser cuire 25 minutes. Egoutter et tamiser. Mélanger à la purée de chicorée 1 décilitre de purée de pommes de terre. Délayer le mélange dans 3 décilitres de bouillon ou de lait. Ajouter du beurre frais au moment de servir.

Potage-purée de pois frais, d'épinards, d'endives, etc.

Même méthode que pour le potage purée de chicorée.

Potages-purées de légumes secs (ou légumineuses).

Potage-purée de pois.

Les mettre tremper 10 heures à l'eau froide. Les égoutter, et les faire cuire à l'eau froide. Laisser cuire lentement jusqu'à cuisson complète. Egoutter, tamiser et mettre au point voulu en ajoutant du bouillon ou du lait. Ajouter du beurre frais au moment de servir.

Potage-purée de lentilles.

Même méthode que pour le potage-purée de pois.

Potages gras.

Bouillon de bœuf simple.

Placer la viande à l'eau froide (500 grammes de viande pour 1 litre d'eau). Au premier bouillon écumer, ajouter carottes 90 grammes, navets 60 gr., blancs de poireaux 50 gr., gros sel 5 gr. Faire cuire lentement 5 heures. Tamiser à la serviette trempée à l'eau bouillie froide et égouttée par torsion.

Bouillon de bœuf aux pâtes.

(vermicelle, pâtes d'Italie, tapioca, semoule, etc.).

Dans le potage bouillant verser la pâte en pluie à raison de 50 grammes par litre de potage, remuer et laisser cuire 20 minutes à légère ébullition.

Bouillon de veau.

Mettre dans 1 litre d'eau froide 150 grammes de jarret de veau. Faire bouillir, écumer, ajouter 5 gr. de gros sel, 25 gr. de carottes, 25 gr. de blancs de poireaux, 10 gr. de céleri. Faire cuire lentement 3 heures. Passer à la serviette pour servir.

Bouillon de veau aux semences.

Mettre dans 2 litres d'eau froide 500 grammes de jarret de veau, 50 gr. d'orge perlé, 50 gr. de riz bien lavé et 10 gr. de gros sel. Faire bouillir lentement 3 heures. Passer à la serviette pour servir.

Bouillon de poulet.

Vider, flamber, brider un poulet moyen (1 kilogr.); le mettre cuire dans 1 litre 1/2 d'eau. Faire bouillir, écumer, ajouter 80 gr. de carottes, 60 gr. de blanc de poireaux, 15 gr. de sel. Laisser cuire 1 heure 1/2 à faible ébullition. Dégraisser à la serviette pour servir.

ŒUFS

Œufs à la coque.

Verser sur les œufs placés dans une casserole de l'eau bouillante salée. Couvrir la casserole et laisser pocher 3 ou 4 minutes.

Les œufs à la coque seront servis avec des tranches de pain grillées.

Œuf en cocotte à l'eau.

Mettre quelques gouttes d'eau bouillante dans le fond de la cocotte. Casser l'œuf. Mettre cuire au four ou au bain-marie 4 ou 5 minutes. Saler après cuisson.

Œuf en cocotte au bouillon.

Mettre une cuillerée de potage bouillant dans le fond de la cocotte. Casser l'œuf. Laisser cuire au bain-marie 4 à 5 minutes. Saler après cuisson.

Œuf en cocotte à la crème.

Mettre une petite cuillerée de crème chaude dans le fond de la cocotte. Casser l'œuf. Le couvrir d'une petite cuillerée de crème. Laisser cuire au bain-marie 5 minutes. Saler après cuisson.

Œuf en cocotte à la purée de cervelle de veau.

Tapisser l'intérieur d'une cocotte d'une cuillerée de purée de cervelle de veau. Casser l'œuf. Laisser au four 4 minutes. Saler pour servir.

On peut préparer les œufs en cocotte aux purées de volailles et de poissons.

Œuf en cocotte au jambon.

Tapisser l'intérieur de la cocotte très légèrement beurrée d'une cuillerée de maigre de jambon cuit finement haché. Casser l'œuf. Faire cuire au four 4 minutes.

Œuf en cocotte à la purée de viande crue.

Préparer un œuf en cocotte au bouillon. Au sortir du four, ajouter une cuillerée de pulpe de viande de bœuf finement tamisée.

Œuf en cocotte aux purées de légumes frais.

Œuf en cocotte à la purée de chicorée. — Tapisser la cocotte d'une cuillerée de purée de chicorée ; ajouter l'œuf. Faire cuire au four 4 minutes.

On prépare de même les œufs aux purées de : épinards, laitues, endives, fonds d'artichauts, carottes, etc.

Œuf en cocotte aux purées de légumes secs.

Tapisser la cocotte d'une cuillerée de purée de pois. Casser l'œuf. Faire cuire au four 4 minutes.

Préparer de même l'œuf en cocotte à la purée de lentilles.

Œufs pochés.

Mettre dans une sauteuse un litre d'eau, 10 gr. de gros sel, un peu de jus de citron. Faire bouillir, et casser les œufs à l'endroit où se produit l'ébullition. Laisser pocher 4 minutes, l'eau frémissant seulement. Egoutter les œufs, les plonger à l'eau froide, les parer et les remettre chauffer dans de l'eau très chaude salée.

Les œufs pochés peuvent être servis avec : potages, purées de légumes, de volailles, de poissons, et sauce blanche spéciale.

Jaunes d'œufs pochés.

On peut faire pocher le jaune de l'œuf seulement. Il est de toute nécessité de n'employer que des œufs du jour.

Œufs brouillés.

Dans une petite casserole mettre deux cuillerées d'eau bouillante, ajouter deux œufs battus, les remuer à la cuillère de bois jusqu'à ce qu'ils soient cuits, et finir avec 20 grammes de beurre frais.

Après cuisson on peut leur incorporer des purées de : volailles, jambon, poissons et légumes.

Omelettes.

Verser les œufs battus (3 jaunes pour 1 blanc) dans une poêle rigoureusement propre et légèrement beurrée. Procéder sur feu vif.

Les omelettes doivent être servies très moelleuses.

On peut avant de plier l'omelette la garnir de purée de volaille ou de légumes.

VIANDES DE BOUCHERIE

Bœuf.

Filet de bœuf rôti.

Parer et dénerver un morceau de filet de bœuf, le badigeonner légèrement de beurre et le mettre cuire à feu vif 20 minutes au kilogr. Saler et servir avec le jus à part bien dégraissé.

Pour cuisson au four, le filet de bœuf sera placé sur une grille. Temps de cuisson : 15 minutes au kilogramme.

Contre-filet ou faux-filet rôti.

Même méthode et même temps de cuisson que pour le filet de bœuf.

On peut servir en même temps que le bœuf rôti des garnitures de purées de légumes ou des pâtes diverses au naturel, etc.

Bifteck grillé au naturel.

Parer et aplatir une tranche de cœur de filet de bœuf

de 150 gr. La saler et la mettre griller à feu vif. Servir avec beurre frais.

Tournedos grillé.

Parer en forme ronde une tranche de filet de bœuf de 80 à 100 grammes. Griller à feu vif.

Entrecôte grillée.

Même préparation que pour le bifteck grillé.

Filet de bœuf haché au jaune d'œuf.

Hacher finement une tranche de filet de 80 grammes ; lui incorporer un jaune d'œuf, une pincée de sel, le façonner en forme ronde.

Veau.

Rôtis de veau.

Faire rôtir le carré, la selle, le filet. La noix se fait braiser. L'épaule et autres parties basses se mettent en ragoût.

Temps de cuisson pour les rôtis : 20 minutes par 500 grammes.

Escalope de veau grillée.

Parer et aplatir une escalope de 80 à 100 grammes : la saler. Griller à feu modéré 8 à 10 minutes. La servir avec beurre frais ou purée de légumes.

Côtelette de veau grillée.

Même apprêt que pour l'escalope de veau grillée.

Escalope de veau sautée.

Faire cuire l'escalope dans du beurre très chaud, l'assaisonner de sel. Lorsqu'elle est bien dorée, la servir sans le beurre de cuisson. — Se sert avec beurre frais, ou purées de légumes.

Escalope de veau hachée grillée.

Hacher finement une tranche de noix de veau de 80 grammes ; donner au hachis la forme d'une escalope. Faire griller à feu modéré pendant 8 minutes.

Blanquette de veau.

Couper en morceaux 500 grammes d'épaule de veau ; le faire blanchir. L'égoutter et le mettre dans une casserole avec 1 litre de bouillon léger ou d'eau. Saler et faire cuire 1 heure. Egoutter les morceaux et les garder au chaud à l'entrée du four dans un plat creux. Faire réduire la cuisson, la tamiser et lui incorporer 2 jaunes d'œufs. Verser ensuite sur les morceaux de veau.

On peut y ajouter 20 grammes de beurre frais au moment de servir.

Hachis de veau.

Hacher finement 150 grammes de maigre de veau cuit. Le mettre au bain-marie dans une sauteuse avec 1 2 décilitre de bouillon.

Au dernier moment, y ajouter 10 grammes de beurre frais.

On peut y ajouter 1 jaune d'œuf.

Hachis de veau à la sauce blanche.

Hacher le veau comme pour la recette précédente, lui incorporer deux cuillerées de sauce blanche.

Soufflé de veau.

Hacher et tamiser 150 grammes de maigre de veau cuit ; lui incorporer une petite cuillerée de sauce blanche, 2 jaunes d'œufs et 1 blanc battu en neige. Faire cuire au four 15 minutes dans un moule à soufflé.

Soufflé de veau aux épinards.

Préparer le soufflé comme ci-dessus ; y ajouter avant la cuisson 50 grammes d'épinards cuits et tamisés. Bien mélanger, faire cuire au four 15 minutes.

Quenelles de veau à la crème.

Tamiser 150 grammes de maigre de veau, y ajouter 1 blanc d'œuf, une pincée de sel, bien mélanger et mettre reposer au frais 2 heures. Incorporer sur glace 2 décilitres de crème fraîche et façonner des quenelles qui seront mises pocher à couvert 8 minutes.

Les quenelles de veau peuvent être servies sur des purées de légumes, de volailles, etc.

Quenelles de veau à la panade.

Faire un mélange avec 125 grammes de maigre de veau tamisé et 50 grammes de panade. Façonner des quenelles avec la cuillère à potage. Faire cuire ces quenelles 8 minutes à l'eau bouillante salée.

Panade pour quenelles. — Mouiller 200 gr. de pain rassis de 2 décilitres de lait bouillant, assaisonner de sel et lasser tremper. Mettre cuire jusqu'à ce que le mélange soit bien desséché. Laisser refroidir avant d'employer.

Ris de veau au naturel.

Faire blanchir le ris dans 1 litre d'eau salée. Dès les premiers bouillons, égoutter, mettre rafraîchir. Faire cuire dans 1 2 litre de bouillon léger à faible ébullition pendant 45 minutes.

Servir avec beurre frais à part.

Ris de veau à la poulette.

Faire cuire comme au naturel ; le servir avec une sauce à la poulette.

Faire réduire une partie du bouillon de cuisson, la lier de 2 jaunes d'œufs, et ajouter hors du feu 10 gr. de beurre frais.

Ris de veau grillé.

Faire blanchir le ris, le rafraîchir, le parer, l'assaisonner de sel, le cuire sur le gril à feu modéré.

Servir avec beurre frais ou purée de légumes.

Soufflé de ris de veau.

Même recette que pour le soufflé de veau.

Cervelle de veau au naturel.

Faire dégorger la cervelle à l'eau froide. La dénerver avec soin. La faire cuire dans 1 2 litre d'eau salée et additionnée d'une goutte de jus de citron. Temps de cuisson à ébullition lente : 18 minutes. Egoutter et servir avec beurre frais.

Cervelle de veau à la sauce blanche.

Faire cuire la cervelle comme au naturel et la napper avec quelques cuillerées de sauce blanche.

Purée de cervelle de veau.

Tamiser une cervelle cuite ; ajouter à la purée 2 cuillerées de sauce blanche. Opérer le mélange au bain-marie.

Soufflé de cervelle de veau.

Même recette que pour le soufflé de veau.

Mouton.

Mouton rôti.

Faire rôtir de préférence la selle, le carré et le gigot. La cuisson exige 20 minutes au kilogramme. Procéder comme pour le bœuf.

Côtelette de mouton grillée.

La parer, la dégraisser, l'aplatir, l'assaisonner de sel. Griller à feu vif 8 minutes. Servir avec beurre frais ou purée de légumes.

Côtelette de mouton hachée grillée.

Détacher la noix, la hacher finement, l'assaisonner de sel. Reformer la noix, la replacer dans la côtelette. Faire griller 8 minutes. Servir avec purée de légumes

Agneau.

Rôtis d'agneau.

Même préparation que pour le mouton rôti. Cuisson : 22 minutes au kilogramme.

Côtelette d'agneau.

Même préparation que pour celle de mouton.

Cervelle de mouton et cervelle d'agneau.

Mêmes apprêts que pour la cervelle de veau.

Porc.

Jambon d'York aux purées de légumes.

Dégraisser une tranche mince de jambon cuit. La mettre chauffer sans ébullition dans 2 cuillerées de bouillon léger. Servir sur purée de légumes.

Quenelles de jambon.

Même procédé que pour les quenelles de veau.

Soufflé de jambon.

Passer au tamis 150 grammes de maigre de jambon. Ajouter 1 décilitre de sauce béchamel froide, 2 jaunes d'œufs, 1 blanc fouetté. Faire cuire au four dans un moule 12 minutes.

VOLAILLES

Poulet.

Poulet rôti.

Rôtir soit à la broche, soit au four. Cuisson : 3/4 d'heure pour un poulet moyen. Servir après l'avoir débarrassé de sa peau.

Poulet grillé.

Vider, flamber un jeune poulet. Le fendre sur le dos pour l'ouvrir. Retirer la majeure partie des os intérieurs; l'assaisonner de sel fin. Le faire griller à feu modéré. Le servir avec garniture de légumes cuits au bouillon ou à l'eau salée.

Poulet poché.

Mettre un poulet moyen dans une casserole, le couvrir d'un demi-litre de bouillon léger, ajouter une pincée de sel. Temps de cuisson : 40 minutes. Servir le poulet, bien égoutté, sur purée de légumes.

Soufflé de volaille.

Même procédé que pour le soufflé de veau.

Quenelles de volaille.

Même préparation que pour les quenelles de veau.

Pigeonneau.

Pigeonneau rôti.

Mettre à la broche ou au four. Temps de cuisson : 22 minutes. Pour servir, retirer la peau.

Pigeonneau grillé.

Le fendre sur le dos pour l'ouvrir, l'assaisonner de sel. Faire griller 18 minutes.

GIBIER

Perdreau rôti.

Faire rôtir à la broche ou au four. Cuisson : 25 minutes. Retirer la peau pour servir.

Mauviette rôtie.

Faire rôtir à la broche ou au four 10 minutes.

SAUCES

Sauce béchamel.

Délayer une petite cuillerée d'arrow-root dans 4 décilitres de lait froid; ajouter une pincée de sel. Faire bouillir 10 minutes. Ajouter 15 grammes de beurre frais au moment de servir.

Sauce blanche.

Délayer une cuillerée d'arrow-root dans 2 décilitres d'eau froide; ajouter une pincée de sel. Faire cuire 5 minutes en remuant sans cesse. Au moment de servir, lier avec un jaune d'œuf et ajouter 10 grammes de beurre frais.

Sauce mousseline.

Mettre dans une casserole à bords élevés 2 jaunes d'œufs, une pincée de sel fin et 1 décilitre de bouillon. Fouetter au bain-marie. Lorsque le mélange est bien mousseux, servir de suite.

POISSONS

Merlan grillé.

Ciseler un merlan sur le dos, le faire griller à feu vif. Retirer la peau pour servir.

Avoir soin de badigeonner légèrement le gril avec de l'huile pour que le poisson ne s'y attache pas.

Filets de sole grillés.

Procéder comme pour le merlan grillé.

Barbue grillée.

Procéder comme pour le merlan grillé.

Merlan au court-bouillon.

Mettre un merlan de 200 grammes dans 4 décilitres d'eau et 6 grammes de gros sel. Faire partir à feu vif et laisser pocher 10 minutes. Égoutter pour servir.

Sole, Barbue, Turbotin au court-bouillon.

Mettre une sole de 200 grammes dans 3 décilitres d'eau, 1 décilitre de lait écrémé et 6 grammes de gros sel. Faire partir à feu vif, laisser pocher 1/4 d'heure.

Brochet au court-bouillon.

Le couper par tronçons et procéder comme pour le merlan au court-bouillon.

Perche au court-bouillon.

Même procédé que pour le merlan au court-bouillon.

Soufflé de sole.

Enlever les filets d'une sole de 300 grammes. Faire un fumet avec l'arête, la tête, 1 décilitre d'eau, une pincée de sel, une goutte de jus de citron. Faire bouillir 8 minutes. Passer au tamis fin. Faire cuire les filets 6 minutes au four sur plaque beurrée. Les laisser refroidir, Passer les chairs au tamis fin et leur ajouter une cuillerée de sauce blanche faite avec le fumet 1 jaune d'œuf, et un blanc fouetté. Assaisonner de sel. Faire cuire dans un moule à four modéré 12 minutes.

Soufflé de barbue, de merlan, de turbot.

Même méthode que pour le soufflé de sole.

Grenouilles.

Grenouilles au naturel.

Parer 18 grenouilles. Les mettre cuire 10 minutes avec 10 grammes de beurre, 2 cuillerées d'eau, une pincée de sel. Faire réduire la cuisson et lui ajouter hors du feu 20 grammes de beurre frais.

Grenouilles à la sauce blanche.

Faire cuire 12 grenouilles comme ci-dessus, et les couvrir d'une sauce blanche au moment de servir.

LÉGUMES VERTS

Artichauts.

Fonds d'artichauts au naturel.

Faire cuire les fonds d'artichauts dans de l'eau salée et additionnée de jus de citron. Temps de cuisson : 18 minutes.

Purée de fonds d'artichauts.

Passer au tamis fin 2 fonds d'artichauts cuits.

Ajouter à la purée 15 grammes de beurre frais au moment de servir.

On peut remplacer le beurre par 2 cuillerées de sauce béchamel.

La purée de fonds d'artichauts sert d'accompagnement aux viandes grillées.

Carottes.

Purée de carottes.

Faire cuire 24 carottes nouvelles dans 2 décilitres

d'eau, une pincée de sel, une pincée de sucre. Temps de cuisson : 35 minutes à ébullition soutenue. Tamiser la purée, la mouiller avec du lait et lui ajouter 15 grammes de beurre frais pour servir.

Chicorée.

Chicorée au naturel.

Faire blanchir dans 2 litres d'eau salée bouillante, pendant 18 minutes, 4 chicorées bien blanches. Les égoutter, les passer au tamis fin. Délayer la purée avec 2 décilitres de bouillon, une pincée de sel, une pincée de sucre. Faire cuire au four à couvert 45 minutes. Ajouter 20 grammes de beurre frais pour servir.

Endives.

Purée d'endives.

Laver 4 endives; les faire cuire 40 minutes avec 1 décilitre d'eau, une pincée de sel, une pincée de sucre, un peu de jus de citron. Passer les endives au tamis et ajouter à la purée 30 grammes de beurre frais pour servir.

Endives au jus.

Faire cuire les endives comme pour la purée ; les arroser, pour servir, du jus d'un rôti de viande.

Laitues.

Purée de laitues.

Faire cuire les laitues 15 minutes à l'eau salée bouillante. Les égoutter, les tamiser, et mouiller la purée de bouillon de poulet bien dégraissé, ou de crème de lait, ou de jus de rôti; ou servir au naturel avec beurre frais.

Salsifis.

Salsifis au naturel.

Ratisser les salsifis, les laver à grande eau, et les plonger dans la cuisson suivante : Faire bouillir 1 litre d'eau
dans lequel on aura délayé 2 cuillerées de farine, ajouter
le jus d'un demi-citron. Laisser cuire 1 heure 1/2 ; égoutter ; servir avec beurre, ou en purée, ou avec une sauce
béchamel ou du jus de rôti.

Epinards.

Epinards au naturel.

Laver à grande eau 500 grammes d'épinards ; les plonger ensuite dans 4 litres d'eau bouillante salée ; laisser
cuire 8 minutes. Egoutter, tamiser, et servir avec beurre
frais ou jus de rôti.

Haricots verts.

Haricots verts au naturel.

Eplucher et laver 500 grammes de haricots verts. Les
faire cuire à découvert dans 4 litres d'eau salée bouillante. Egoutter, et leur ajouter 50 grammes de beurre
frais au moment de servir.

Haricots verts à la sauce blanche.

Les faire cuire comme au naturel ; les lier de 6 cuillerées de sauce blanche.

Haricots verts à la poulette.

Même procédé de cuisson ; les lier de 6 cuillerées de
sauce poulette.

Purée de haricots verts.

Faire cuire les haricots comme au naturel ; les égoutter, les tamiser, et les servir avec beurre frais ou avec sauce blanche.

Pois verts.

Purée de pois verts.

Procéder comme pour la purée de haricots verts.

Petits pois verts au naturel.

Faire cuire à découvert dans 2 litres d'eau salée bouillante 1 2 litre de pois fraîchement écossés. Égoutter et servir avec beurre frais.

LÉGUMES FARINEUX

Pommes de terre.

Purée de pommes de terre à l'eau.

Mettre cuire à l'eau froide salée 500 grammes de pommes de terre. Les égoutter, les passer au tamis, mouiller la purée avec l'eau de cuisson, et lui ajouter hors du feu 40 grammes de beurre frais.

Purée de pommes de terre au lait.

Même méthode de cuisson. Opérer le mouillement avec du lait.

Purée de pommes de terre au bouillon.

Même méthode de cuisson. Mouiller la purée avec du bouillon de poulet bien dégraissé.

Soufflé de pommes de terre.

Préparer une purée de pommes de terre comme ci-dessus. Lui ajouter 3 jaunes d'œufs et 3 blancs battus en neige. Faire cuire 8 minutes au four dans un moule à soufflé. Servir avec sauce blanche.

LÉGUMES SECS

Lentilles.

Purée de lentilles.

Faire tremper 200 grammes de lentilles pendant 24 heures. Les mettre cuire lentement dans 1 litre 1/2 d'eau froide salée. Après cuisson, les tamiser et mouiller la purée avec quelques cuillerées de lait. Ajouter 50 gr. de beurre frais pour servir.

Haricots blancs.

Purée de haricots blancs.

Même méthode que pour la purée de lentilles.

Flageolets secs.

Purée de flageolets secs.

Même méthode que pour la purée de lentilles.

Pois secs.

Purée de pois secs.

Même méthode que pour la purée de lentilles.

PATES ALIMENTAIRES

Macaroni au naturel.

Faire cuire 100 grammes de macaroni (6 centimètres). Le plonger dans 1 litre d'eau bouillante salée. Laisser cuire 20 minutes. Egoutter, faire évaporer à l'entrée du four pendant 10 minutes. Servir avec beurre frais.

Nouilles au naturel.

Faire cuire les nouilles à l'eau bouillante salée pendant 18 minutes. Les égoutter, les sécher à couvert à l'entrée du four pendant 10 minutes. Les servir avec beurre frais.

Gnokis.

Verser en pluie 80 grammes de semoule dans 1/2 litre de lait bouillant. Laisser cuire 20 minutes. Ajouter 2 jaunes d'œufs hors du feu. Laisser refroidir. Couper cette pâte en dés. Faire cuire au four sur plaque beurrée pendant 5 minutes.

Riz.

Riz à l'eau.

Laver 120 grammes de riz caroline. Mettre cuire 25 minutes dans 1 litre d'eau salée. Egoutter le riz, et ajouter après cuisson 30 grammes de beurre frais.

Riz au bouillon.

Faire blanchir pendant 5 minutes dans 1 litre d'eau salée 120 grammes de riz caroline. L'égoutter; le faire cuire dans 3 décilitres de bouillon de poulet pendant 20 minutes. Ajouter 25 grammes de beurre frais pour servir.

ENTREMETS

Soufflés.

Soufflé à l'arrow-root.

Délayer 10 grammes d'arrow-root dans 2 décilitres de

lait froid, ajouter 80 grammes de sucre et une pincée de sel. Faire bouillir, ajouter hors du feu 4 jaunes d'œufs, 4 blancs fouettés et le parfum (vanille ou fleur d'oranger). Verser dans une timbale à soufflé beurrée et saupoudrée de sucre. Faire cuire à chaleur modérée et servir aussitôt.

Soufflé aux fruits.

Préparer le soufflé comme le soufflé à l'arrow-root ; lui ajouter 50 grammes de purée de fruits cuits. Même méthode de cuisson.

Puddings.

Pudding de tapioca.

Verser en pluie 60 grammes de tapioca dans 1/2 litre de lait bouilli avec 80 grammes de sucre et une pincée de sel. Laisser cuire 20 minutes en remuant avec la spatule. Ajouter hors du feu 4 jaunes d'œufs et 2 blancs fouettés ferme, parfumer et verser dans un plat à pudding. Faire cuire au bain-marie. Servir dans le plat de cuisson.

Pudding de semoule.

Même méthode. Faire cuire la semoule 30 minutes.

Pudding de vermicelle.

Même méthode. Faire cuire le vermicelle 15 minutes.

Pudding de sagou.

Même méthode. Faire cuire le sagou 12 minutes.

Pudding de riz.

Faire blanchir pendant 5 minutes 60 grammes de riz

caroline dans 1 litre d'eau. L'égoutter, le laver, le mettre
cuire 35 minutes dans 1/2 de lait, 80 grammes de sucre
et une pincée de sel. Après cuisson, ajouter 2 œufs
entiers, 2 blancs battus et le parfum, bien mélanger.
Faire cuire au bain-marie à feu modéré dans un plat à
pudding.

Pudding aux biscuits.

Mettre 120 grammes de biscuits à la cuiller fragmen-
tés dans un plat à pudding. Verser dessus 4 décilitres de
crème anglaise. Faire cuire au four 15 minutes. Servir
chaud ou froid dans le plat de cuisson.

Riz au lait.

Laver 250 grammes de riz à l'eau froide ; le mettre dans
une casserole avec 1 litre d'eau et le faire bouillir 5 minutes ; l'égoutter. Le faire cuire pendant 40 minutes dans
8 décilitres de lait, 100 grammes de sucre, une pincée de
sel et le parfum.

Gâteau de riz.

A la préparation du riz au lait ajouter 6 œufs dont on
battra les blancs en neige. Faire cuire au four 25 minutes dans un moule beurré. Servir avec crème anglaise.

Crèmes.

Crème anglaise.

Verser 1/2 litre de lait bouilli, refroidi et sucré avec
150 grammes de sucre, sur 6 jaunes d'œufs battus. Ajouter le parfum (vanille, fleur d'oranger, citron, etc.). Faire
cuire en remuant jusqu'à ébullition. Passer au tamis de
soie.

Sauce à la pulpe de pêches.

Passer au tamis fin 200 grammes de pêches très mûres. Ajouter 100 grammes de sucre, 4 cuillerées d'eau. Faire bouillir, écumer et passer au tamis de soie.

Cette sauce sert à accompagner les puddings.

Crème renversée.

Faire bouillir 1/2 litre de lait avec 100 grammes de sucre, un peu de vanille. Verser le lait tiède sur 4 jaunes d'œufs battus plus un œuf entier. Bien mélanger et faire cuire au bain-marie pendant 25 minutes. Laisser refroidir avant de démouler (parfumer à la vanille ou à la fleur d'oranger).

Pots de crème à la vanille.

Faire bouillir 1 2 litre de lait avec 80 grammes de sucre, un peu de vanille. Verser le lait tiède sur 4 jaunes d'œufs battus. Tamiser, mettre en pots. Faire cuire 25 minutes au bain-marie.

Œufs à la neige.

Faire bouillir 1 2 litre de lait avec 100 grammes de sucre, un peu de vanille ou de fleurs d'oranger. Séparer les jaunes des blancs de 6 œufs. Battre les blancs en neige très ferme et les sucrer. Prendre le mélange par cuillerées que l'on fait tomber doucement dans le lait bouillant ; en mettre autant que peut porter la surface du lait ; les retourner au bout d'un instant, laisser cuire encore un peu et les retirer avec une écumoire. Lorsque tous les blancs seront cuits, battre les jaunes, les mêler avec le lait passé à la fine passoire et remettre sur le feu. Remuer jusqu'à ce que la crème épaississe et la verser autour des blancs de manière à ne pas les en recouvrir.

Meringues.

Battre en neige très ferme 3 blancs d'œufs, ajouter 3 cuillerées de sucre en poudre, un peu de vanille. Prendre de cette préparation avec une cuiller à bouche et en former de petites meringues ovales que l'on posera sur plaque beurrée. Saupoudrer de sucre, et faire cuire à four doux 15 minutes.

FRUITS

Compote de pêches.

Partager par moitié 6 pêches bien mûres, enlever la peau ; les faire cuire 10 minutes dans un sirop à 10°.

On obtient un sirop à 10° en mettant 250 grammes de sucre pour 1 litre d'eau ; écumer dès l'ébullition et tamiser finement.

Compote de prunes.

Dénoyauter 200 grammes de prunes ; les plonger dans 2 décilitres de sirop à 10° bouillant. Laisser pocher 10 minutes.

Compote de bananes.

Peler 6 bananes. Mettre cuire 5 minutes dans un sirop à 10°. Laisser pocher 6 minutes sur le coin du feu.

Compote de raisin.

Prendre des grains de gros raisin, enlever la peau, et les jeter dans un sirop à 10° bouillant ; laisser pocher 5 minutes.

Compote de pommes.

Peler 6 pommes reinettes, les partager en quartiers,

et retirer les pépins. Les mettre cuire 20 minutes dans 1/2 litre de sirop à 10°.

Compote de pruneaux.

Faire tremper à l'eau froide pendant quelques heures 500 grammes de pruneaux. Les mettre cuire dans 1/2 litre d'eau et 50 grammes de sucre à ébullition très lente. Laisser refroidir dans la cuisson.

Gelée de pommes.

Peler et partager des pommes reinettes par quartiers. Les couvrir d'eau. Mettre cuire jusqu'à ce qu'elles fondent. Egoutter sur un tamis très fin. Peser le jus, y ajouter son poids égal de sucre, une gousse de vanille. Faire bouillir à feu vif 20 minutes.

Pomme au four.

Evider une pomme reinette ; l'inciser circulairement. La mettre dans un plat allant au feu. Garnir le centre d'une petite cuillerée de sucre en poudre, arroser d'une cuillerée d'eau. Faire cuire au four à chaleur modérée.

VIII

RÉGIMES DANS LES ENTÉRITES AIGUES ET CHRONIQUES DES ENFANTS

Le principe fondamental de la diététique alimentaire dans les Entérites des Enfants doit être de distinguer parmi les aliments ceux qui favorisent la vitalité des microbes intestinaux et ceux qui leur sont nuisibles : les premiers sont les aliments putrescibles, et les seconds les aliments antiputrides.

Les aliments putrescibles sont les aliments azotés, viandes et œufs, les graisses, le lait pur non mélangé aux farineux, les bouillons et jus de viandes.

L'alimentation antiputride est constituée par le régime lacto-farineux ou régime hyperhydrocarboné (lait, farines de céréales, riz, pâtes alimentaires), qui est le régime de choix des infections gastro-intestinales.

Les régimes successifs de l'entéro-colite muco-membraneuse et des entérites aiguës et chroniques des enfants sont les suivants :

1º *Régime hydrique.* — (Crises aiguës de l'entéro-colite muco-membraneuse, et poussées fébriles survenant au cours des entérites chroniques);

2° *Régime hydro-hydrocarboné* ou des *potages maigres*, pouvant être institué dès la cessation des accidents douloureux ou fébriles.

Ces deux régimes sont des régimes plutôt médicamenteux qu'alimentaires ; leur durée ne doit pas être prolongée ;

3° *Régime farineux exclusif* (sans viande) ;

4° *Régime lacto-farineux mitigé* ;

5° *Régime complet*, qui ne doit être permis que lorsque l'enfant semble tout à fait guéri.

Il importe en outre de suivre les prescriptions suivantes : ne pas boire en mangeant, ne pas manger en buvant ; diviser la nourriture en plusieurs petits repas, en alternant les repas liquides et les repas solides ; s'étendre à plat sur le dos ou sur le côté droit pendant une heure après chaque repas solide, mais sans dormir. Au régime alimentaire seront ajoutés : le repos physique et intellectuel, le séjour en pleine campagne ou dans la montagne à 600 mètres, l'hydrothérapie, le massage, la gymnastique suédoise et les cures thermales. Plombières convient plus particulièrement aux nerveux excitables présentant du spasme et des douleurs ; Châtel-Guyon est indiqué chez les torpides, les lymphatiques présentant peu de phénomènes nerveux et douloureux.

Composition des divers régimes dans les Entérites

RÉGIME HYDRIQUE

Eaux de : Evian, Alet, Thonon, Bains-les-Bains. — Infusions : tilleul, oranger, camomille.

RÉGIME DES POTAGES MAIGRES

Le jour : 5 repas : potages préparés à l'eau et aux pâtes (sans œufs) ; ou bouillies farineuses (orge, avoine, arrow-root, riz), préparées au bouillon de légumes ou de poule parfaitement dégraissé.

Heures des repas du jour : 7 h. 1 2 ; 10 h. ; 12 h.1 2 ; 4 h. ; 7 h.

La nuit : 1 verre d'eau d'Evian ou de décoction de céréales.

RÉGIME FARINEUX EXCLUSIF

Petit déjeuner (*8 heures du matin*).

Potage épais à l'eau et au lait (1 5° — 1 2 de lait surchauffé à 50° ou 60°) : arrow-root, crème d'orge, crème de riz ; une biscotte ou pain grillé avec un peu de beurre frais.

Déjeuner (*midi*).

1 jaune d'œuf — purée de pommes de terre très fine (préparée au lait ou au bouillon de poulet, addi-

tionnée d'une pincée de sel et d'un peu de beurre frais au moment de servir) ; pain grillé ; beurre frais. — Eau d'Evian : 1 timbale (prise à petites gorgées).

Goûter (*4 heures*).

Eau d'Evian, ou lait caillé, ou cacao à l'avoine.

Dîner (*7 heures*).

Potage au bouillon de légumes ou de poule aux pâtes alimentaires. — Eau d'Evian, ou infusion de tilleul : 1 timbale.

Après chacun de ces repas, repos sur le dos ou sur le côté droit.

RÉGIME LACTO-FARINEUX MITIGÉ

Après 8 ou 10 jours du régime précédent. :

1° Changer la purée du repas de midi, et la remplacer par la pomme de terre au four servie avec beurre ou par une purée (au lait ou à l'eau) de fleur de farine de pois ou de lentilles ;

2° Ajouter un dessert : compote de fruits; crème fraîche ; fromage à la crème; pudding.

RÉGIME FARINEUX AVEC VIANDES

Petit déjeuner.

Potage au lait et aux pâtes ou jambon d'York maigre, beurre frais et pain grillé.

Déjeuner

Premier plat : 1 jour sur deux, œuf à la coque ; l'autre jour, cervelle, ris, blanc de poulet, ou poisson maigre ; 2ᵉ plat : pâtes, purées de pommes de terre ou de légumes secs décortiqués ; 3ᵉ plat : dessert : compotes, fromages à la crème. — Pain grillé. — Boisson : eau pure.

Goûter.

1 verre de lait cru ou pasteurisé ; ou compotes ; pain grillé.

Dîner.

Voir 2ᵉ repas ; ne pas donner de viande.

RÉGIME MIXTE (AVEC VIANDES, LÉGUMES VERTS ET LÉGUMINEUSES)

Voir : *Menus hebdomadaires.*

Régime mixte des enfants atteints d'Entérite muco-membraneuse ou d'Entérites chroniques.

Petit déjeuner (*8 heures du matin*).

100 gr. bouillie de farine (arrow-root, orge, avoine, riz, froment) préparée au bouillon de légumes, ou au lait, ou à l'eau ;

ou 1 verre de décoction de céréales (orge, blé, avoine) avec biscottes ;

ou 1 grappe de raisin, et biscottes ou pain grillé ;
ou 1 verre de lait caillé bulgare, de lait écrémé ou
de petit lait.

Goûter (*4 heures*).

Biscottes avec compote de fruits (pêches, bananes,
raisin, pommes, pruneaux), ou fruits frais (pêche,
raisin, banane), ou fromage à la crème, ou miel. Eau
d'Evian : 1 verre.

MENUS HEBDOMADAIRES

Lundi.

Déjeuner.	Dîner.
60 gr. poulet rôti.	100 gr. bouillie d'avoine au
60 gr. purée pois frais.	maigre.
50 gr. pudding à la vanille.	1 œuf en cocotte à la crème.
	60 gr. purée de pommes de terre.
	50 gr. compote de pruneaux.
Pain : 50 grammes.	Pain : 50 grammes.
Eau : 1 verre (après le repas).	Eau : 1 verre (après le repas).

Mardi.

Déjeuner.	Dîner.
60 gr. jambon (maigre de).	100 gr. potage crème de laitues.
60 gr. rizotto.	1 œuf à la coque.
1 pot de crème à la vanille.	60 gr. nouilles au beurre.
	50 gr. compote de pommes.
Pain : 50 grammes.	Pain : 50 grammes.
Eau : 1 verre.	Eau : 1 verre.

Mercredi.

Déjeuner.

1 côtelette de mouton grillée.
60 gr. haricots verts à la crème.
1 banane.

Pain : 50 grammes.
Eau : 1 verre.

Dîner.

100 gr. potage gras au tapioca.
1 œuf poché à la purée de
chicorée.
50 gr. gâteau de riz.
Pain : 50 grammes.
Eau : 1 verre.

Jeudi.

Déjeuner.

60 gr. veau rôti.
60 gr. purée de carottes.
1 pot de crème à la fleur
d'oranger.

Pain : 50 grammes.
Eau : 1 verre.

Dîner.

100 gr. potage parmentier à
l'orge.
1 œuf à la coque.
60 gr. laitues à la crème.
1 pêche fondante.
Pain : 50 grammes.
Eau : 1 verre.

Vendredi.

Déjeuner.

60 gr. barbue sauce mousseline.
60 gr. macaroni au blanc.
50 gr. compote de bananes.

Pain : 50 grammes.
Eau : 1 verre.

Dîner.

100 gr. potage crème de poireaux.
50 gr. grenouilles au beurre.
30 gr. fromage à la crème.
1 grappe de raisin.
Pain : 50 grammes.
Eau : 1 verre.

Samedi.

Déjeuner.

60 gr. filet de bœuf grillé.
60 gr. endives au naturel.
50 gr. pudding de semoule.

Pain : 50 grammes.
Eau : 1 verre.

Dîner.

100 gr. Bouillon de poulet.
1 œuf à la coque.
60 gr. purée de pommes de
terre au lait.
60 gr. compote de pommes.
Pain : 50 grammes.
Eau : 1 verre.

Dimanche.

Déjeuner.	Dîner.
60 gr. ris de veau grillé.	100 gr. panade aux biscottes.
60 gr. chicorée à la crème.	60 gr. soufflé de jambon.
50 gr. œufs à la neige.	50 gr. purée de lentilles.
	50 gr. compote de myrtilles.
Pain : 50 grammes.	Pain : 50 grammes.
Eau : 1 verre.	Eau : 1 verre.

POTAGES

Potages gras.

Bouillons de bœuf, de veau, de poulet.

Voir : *Régime des Dyspeptiques.*

Bouillons gras aux pâtes sans œufs.

Voir : *Régime des Dyspeptiques.*

Bouillon à l'arrow-root.

Délayer une forte cuillerée d'arrow-root dans 1 litre de bouillon bien dégraissé. Faire bouillir pendant 20 minutes.

Potage au pain grillé.

Couper en tranches minces une flûte à potage, les faire griller au four et les servir en même temps que le bouillon bien dégraissé.

Potage Parmentier à l'orge.

Préparer 4 décilitres de potage-purée de pommes de terre au bouillon. Ajouter 2 cuillerées d'orge perlé cuite au bouillon, additionner d'un peu de beurre frais pour servir.

Potage Parmentier de santé.

Préparer 4 décilitres de potage-purée de pommes de terre. Ajouter une laitue coupée en Julienne et cuite dans 1 décilitre de bouillon ; ajouter un peu de beurre frais pour servir.

Potage gras aux petits pois.

Faire cuire les petits pois à l'eau salée bouillante ; les égoutter, les servir dans du bouillon parfaitement dégraissé.

Panade au bouillon.

Tailler une flûte de pain rassis de 150 grammes : la mouiller de 1/2 litre de bouillon bien dégraissé. Laisser cuire lentement pendant 30 minutes. Tamiser. Ajouter un peu de beurre frais pour servir.

Potages maigres.

Potages maigres au lait.

(Bouillies d'avoine, de froment, de riz, d'orge).
Voir : *Régime des Dyspeptiques.*

Potages diastasés.

Voir : *Régime des Dyspeptiques.*

Panade aux biscottes.

Mettre gonfler 3 ou 4 tranches de biscottes dans 1 litre d'eau bouillante : passer au tamis fin et ajouter un peu de beurre frais pour servir.

Panade à la crème.

Faire cuire à l'eau pendant 2 heures 150 grammes de

pain rassis taillé en tranches, mouillé de 8 décilitres d'eau, saler. Passer au tamis, et ajouter un peu de beurre frais pour servir.

Potage au lait au tapioca, au sagou, aux perles.

Faire bouillir le lait. Verser la pâte en pluie à raison de 3 cuillerées par litre de liquide. Laisser cuire 15 à 20 minutes. Saler ou sucrer légèrement.

Bouillon de légumes (Pr Méry).

400 grammes de carottes, 300 grammes de pommes de terre, 80 grammes de pois et haricots secs, 100 grammes de navets, 35 grammes de sel marin. 7 litres d'eau.

Méthode : éplucher les carottes, les pommes de terre et les navets et les couper en tranches. Les mettre dans une casserole avec les 7 litres d'eau, ajouter les pois et les haricots secs ; assaisonner de sel et faire cuire pendant 4 heures à ébullition faible, mais soutenue. Passer le bouillon et le lier avec de la farine de riz.

Potages-crèmes de légumes frais.

Voir : *Régime des Dyspeptiques.*

Potages-purées de légumes frais.

Voir : *Régime des Dyspeptiques.*

Potages-purées combinées.

Potage-purée de lentilles.

Préparer 4 décilitres de potage-purée de lentilles, ajouter 1 décilitre de purée de carottes. Mélanger et servir avec beurre frais.

Potage-purée de pois cassés.

Préparer 2 décilitres de purée de pois secs. Ajouter 3 décilitres de potage-purée de pois verts. Mélanger et ajouter du beurre frais pour servir.

ŒUFS

Œufs à la coque. Œufs en cocotte : à l'eau, au bouillon, à la crème, à la purée de cervelle de veau, aux purées de volailles et de poissons, au jambon, à la purée de viande crue, aux purées de légumes frais et secs. Œufs pochés, jaunes d'œufs pochés. Œufs brouillés. Omelettes.

Voir : *Régime des Dyspeptiques.*

VIANDES DE BOUCHERIE

Bœuf.

Filet de bœuf rôti au naturel.

Voir : *Régime des Dyspeptiques.*

Filet de bœuf aux nouilles.

Faire rôtir au naturel et servir avec garniture de nouilles au naturel.

Filet de bœuf au macaroni.

Faire rôtir au naturel et servir avec garniture de macaroni au naturel.

Filet de bœuf aux laitues, à la chicorée, aux endives.

Faire rôtir au naturel ; servir avec garniture de : laitues, chicorée, endives au naturel.

Bifteck grillé. Tournedos grillé. Tournedos haché grillé.

Voir : *Régime des Dyspeptiques.*

Agneau.

Ris d'agneau.

Voir: *Régime des Dyspeptiques* (recette du ris de veau).

Cervelle d'agneau.

Voir : *Régime des Dyspeptiques* (recette de la cervelle de veau).

Veau.

Veau rôti.

Voir : *Régime des Dyspeptiques.*

Ris et cervelle de veau.

Voir : *Régime des Dyspeptiques.*

Porc.

Jambon d'York aux purées de légumes.

Voir : *Régime des Dyspeptiques.*

Soufflé de jambon.

Voir : *Régime des Dyspeptiques.*

VOLAILLES

Poulet rôti. Poulet grillé.

Voir : *Régime des Dyspeptiques.*

SAUCES

Voir : *Régime des Dyspeptiques.*

POISSONS

Sole bouillie. Merlan bouilli. Limande bouillie. Turbotin bouilli. Barbue bouillie. Brochet bouilli. Perche bouillie.

Voir : *Régime des Dyspeptiques.* — Pour la perche bouillie, procéder comme pour le merlan bouilli.

PATES ALIMENTAIRES

Macaroni au naturel.

Voir : *Régime des Dyspeptiques.*

Macaroni préparé au bouillon de légumes.

Procéder comme pour le macaroni au naturel : remplacer l'eau de cuisson par une même quantité de bouillon de légumes tamisé. Servir avec beurre frais à part.

Nouilles au naturel.

Voir : *Régime des Dyspeptiques.*

Nouilles préparées au bouillon de légumes.

Procéder comme pour le macaroni. Laisser cuire 18 minutes.

Riz.

Riz à l'eau.

Voir : *Régime des Dyspeptiques.*

Riz au bouillon de légumes.

Faire blanchir pendant 5 minutes dans 1 litre d'eau salée 120 grammes de riz caroline. L'égoutter, le faire cuire dans 3 décilitres de bouillon de légumes tamisé pendant 20 minutes. Servir avec beurre frais à part.

LÉGUMES

Pommes de terre.

Pommes de terre en purée à l'eau.

Voir : *Régime des Dyspeptiques.*

Purée de pommes de terre au lait.

Voir : *Régime des Dyspeptiques.*

Purée de pommes de terre au bouillon de légumes.

Procéder comme pour la purée de pommes de terre à l'eau. Opérer le mouillement avec du bouillon de légumes tamisé.

Pommes de terre à l'Anglaise.

Faire cuire des petites pommes de terre épluchées à l'eau salée ; les servir comme garniture pour accompagner des rôtis de viande.

Pommes de terre au four.

Voir : *Régime des Arthritiques.*

Légumes secs.

Purée de lentilles. Purée de pois secs.

Voir : *Régime des Dyspeptiques.*

Légumes verts.

Purée de haricots verts.

Faire cuire les haricots verts au naturel. (Voir : *Régime des Dyspeptiques.*) Les égoutter, les tamiser ; diluer la purée avec un peu de crème fraîche de lait.

Purée de pois verts.

Procéder comme pour la purée de haricots verts.

Purée de carottes.

Voir : *Régime des Dyspeptiques.*

Purée de laitues.

Voir : *Régime des Dyspeptiques.*

Purée d'endives.

Voir : *Régime des Dyspeptiques.*

Chicorée au naturel.

Voir : *Régime des Dyspeptiques.*

ENTREMETS

Soufflés. Puddings. Riz au lait. Gâteau de riz. Crème à la vanille. Crème à la fleur d'oranger. Crème renversée. Voir : *Régime des Dyspeptiques.*

FROMAGES

Sont permis : fromages à la crème. Petit-Suisse.

FRUITS

Fruits crûs.

Sont seuls permis : raisin (rejeter peau et pépins), banane, pêche fondante (rejeter la peau).

Fruits cuits.

Compotes de pommes, pruneaux, myrtilles, bananes, pêches.

Voir : *Régime des Dyspeptiques.*

Pomme au four.

Voir : *Régime des Dyspeptiques.*

PAIN

Pain grillé. Biscottes, longuets, grissinis, zwiebacks.

BOISSONS

Eau pure. Eaux minérales (Evian, Alet, Thonon, Sermaize, Chatel-Guyon (source Gubler), Plombières (source Alliot), Martigny, Vittel, Contrexéville, Bains-les-Bains (source Saint-Colomban). — Vin blanc coupé de 3/4 d'eau. — Bière blonde maltée coupée d'eau minérale. — Infusions chaudes : tilleul, camomille, oranger, houblon, réglisse, gland doux ; décoctions de céréales (miellées) : (orge, blé, avoine) ; jus de raisin.

En dehors des repas : lait cru ou pasteurisé (en petite quantité), lait écrémé, petit lait, kéfir, lait caillé bulgare ; séro-lactum (sérum de lait) ; lait de poule ; bouillons de légumes.

LAIT

Lait caillé bulgare.

Le lait caillé bulgare ou *Yoghourth* se prépare au moyen de l'ensemencement du lait (préalablement stérilisé par ébullition) par des ferments lactiques purs sélectionnés.

Préparation du lait caillé bulgare. — Faire bouillir
1 litre de lait à réduction de moitié environ ; laisser
refroidir à température tiède (35° environ), enlever la
pellicule de caséine et ensemencer à ce moment avec la
culture pure choisie (poudre ou liquide yoghourtogène) ;
placer les récipients (bols ou tasses passés à l'eau bouillante et égouttés), enveloppés au besoin de tissus de
laine, dans un endroit frais, cave ou glacière, et consom-
mer le lait 10 heures après.

Lait écrémé.

Préparation. — Verser le lait dans un récipient très
propre et le laisser reposer ; au bout de 10 ou 12 heures,
la crème surnage, et il suffit de l'enlever pour écrémer le
lait du cinquième environ de la crème qu'il renferme.

Petit-lait.

Préparation. — Le petit lait est le résidu du lait après
séparation de la caséine par addition de ferment lab.
Une cuillerée à café d'essence de ferment lab, ou deux
cuillerées à café de présure fraîche suffisent pour préci-
piter la caséine d'un litre de lait chauffé à 38° ; on
obtient ainsi un petit-lait doux.

Kéfir.

Le kéfir résulte de la fermentation alcoolique du lait
de vache ou de brebis sous l'influence de la levure
alcoolique et d'un ferment lactique (grains de Kéfir).
C'est un liquide épais, mousseux, à saveur piquante,
aigre-doux.

Préparation du Kéfir. — Faire bouillir le lait, le dépouiller de sa pellicule, le laisser refroidir vers 40° ; en remplir aux trois quarts des bouteilles résistantes, les ensemencer avec la poudre kéfirogène (1 cuillerée pour 300 grammes de lait), boucher solidement, mettre dans un endroit tiède et agiter toutes les 3 heures ; laisser 1, 2 ou 3 jours, suivant la force désirée, filtrer, embouteiller incomplètement.

Le *kéfir gras* se distingue en n° 1 (faible, légèrement laxatif), n° 2 (moyen, indifférent), n° 3 (fort, légèrement constipant) suivant le degré de fermentation subie.

Les *kéfirs maigres* (n° 1, 2, 3) sont préparés avec du lait complètement écrémé.

Koumys.

Le koumys est le produit de la fermentation lacto-alcoolique du lait de jument, et se rapproche du kéfir par sa composition, ses propriétés et ses usages.

Le kéfir et le koumys sont des aliments médicaments indiqués pour les grands enfants atteints de diarrhées chroniques, ou de tuberculose pulmonaire, ou d'anémie avec troubles gastriques ou intestinaux.

IX

GASTRO-ENTÉRITES DES NOURRISSONS

Régimes dans les gastro-entérites aiguës des Nourrissons.

I. — RÉGIME DANS LA PHASE AIGUE

Dans toute gastro-entérite, il faut supprimer toute alimentation et mettre l'enfant à la diète hydrique absolue.

Diète hydrique.

La diète hydrique doit être réglée par ce principe : « remplacer la quantité de lait qu'on ne donne plus par une quantité d'eau qui doit être au moins équivalente ».

L'eau bouillie pure et aérée, ou, mieux, stérilisée avec le stérilisateur à lait, est le plus simple et le meilleur des modes d'administration de la diète hydrique. L'eau doit être donnée à 16°-18°, ou glacée en cas de vomissements rebelles. Sucrer l'eau ou l'aromatiser avec un peu d'eau de fleurs d'oranger est un moyen de bien faire accepter la diète hydrique.

Les eaux minérales légères (Vals, Alet, Evian, Vichy-Célestins, etc.) peuvent remplacer l'eau bouillie.

La quantité d'eau à faire ingérer au nourrisson doit être en général de 1/2 litre à 1 litre 1 2 dans les 24 heures. Le meilleur procédé consiste à *donner à intervalles réguliers l'eau bouillie* : par exemple 50 grammes toutes les 1 2 heures ou 100 grammes toutes les heures ; il faut, en tout cas, en faire prendre le plus possible à l'enfant. Dans les cas de vomissements fréquents, il est préférable de donner l'eau par cuillerées chaque 1 2 heure.

La diète hydrique doit être instituée pendant 15 à 24 heures, 48 heures au plus, suivant les cas : on la cesse quand la température s'abaisse et l'état des selles s'améliore.

Il est bon de compléter le traitement par : 1° les lavages de l'intestin à l'eau bouillie ou salée à 7 pour 1000 : 1 2 litre à 1 litre : 1 lavage par jour ; 2° les bains froids ou chauds ; et 3°, si nécessité, les injections de sérum artificiel, caféiné ou non.

II. — RÉGIMES DE TRANSITION

A. — Féculents.

Les féculents constituent d'excellents aliments pour le nourrisson, lorsque les accidents aigus ont été conjurés. On fait succéder à la diète hydrique le bouillon de légumes frais, ou la décoction végétale, ou le bouillon de riz ou d'orge.

Bouillon de légumes (Pr Méry).

Pour 1 litre d'eau, mettre :

Carottes............	65 grammes.
Pommes de terre......	65 —
Pois ou haricots secs..	25 —
Navets.............	25 —

Faire bouillir les légumes 4 heures dans une marmite couverte ; filtrer et compléter le litre avec de l'eau bouillie ; saler avec 5 grammes de sel.

Bouillon de légumes (sans balance).

Voici une recette du bouillon de légumes pour le cas où l'on ne disposerait pas de balance : « pour 1 litre d'eau, une poignée de riz, une poignée de lentilles, une pomme de terre de la grosseur d'un poing d'adulte, une carotte, un poireau. Faire cuire 2 heures, passer et ajouter au bouillon complété à 1 litre, 5 grammes de sel. »

Le bouillon de légumes salé, ou sucré en cas d'œdème, est donné pur pendant 24 à 48 heures, par biberons ou tasses. Le 2ᵉ ou 3ᵉ jour, on donnera au nourrisson (âgé de plus de 4 à 5 mois) la bouillie d'orge ou de riz au bouillon de légumes.

Bouillie d'orge ou de riz au bouillon de légumes.

« Délayer la farine dans le bouillon à froid, ajouter graduellement du bouillon chaud, et faire cuire 15 minutes environ. »

La bouillie au bouillon de légumes (1 cuiller à café de farine pour 100 gr. de bouillon) s'administre aux mêmes doses que le lait, soit un biberon toutes les 3 heures, la quantité contenue dans chaque biberon variant naturellement suivant l'âge de l'enfant (50 à 100 gr.).

Les avantages de ce régime transitoire (bouillon de légumes et bouillies au bouillon de légumes) sont manifestes : les selles reprennent en quelques jours leur caractère normal, et le poids de l'enfant augmente notablement.

Cette méthode ne compte que des succès chez les enfants de plus de 5 mois : au-dessous de cet âge, elle peut quelquefois échouer.

Bouillon de légumes (Dr Guinon).

Pommes de terre......	100 gr.
Carottes	100 —
Navets................	25 —
Poireau..............	1
Pois cassés..........	1 cuillerée à soupe.
Maïs concassé........	1 —
Blé concassé.........	1 —
Orge concassée... ...	1
Eau.................	3 litres.

Faire bouillir 3 heures en vase couvert ; faire réduire à un litre, passer, saler légèrement (5 grammes par litre).

Bouillon végétal ou de légumes secs (Dr Comby).

Le bouillon de légumes secs, décortiqués ou bruts, peut remplacer le bouillon de légumes. En voici la recette :

« Blé, orge perlé, maïs concassé, haricots blancs secs, pois secs, lentilles (bruts ou décortiqués) : 1 cuiller à soupe de chaque (ou 30 grammes). Faire bouillir 3 heures dans 3 litres d'eau, filtrer et ajouter 5 grammes de sel. »

Toutes les 3 heures, on donne un biberon de 150 grammes ou une tasse de 200 à 250 grammes (suivant l'âge) de la décoction végétale pure, puis additionnée de crème d'orge ou de riz (1 cuiller à café ou à dessert : faire une bouillie).

Pour les enfants sevrés, on peut faire des potages plus épais avec riz, semoule, tapioca, pâtes, etc.

1 litre de décoction végétale, après addition de farine de riz, équivaut à 1 2 litre de lait.

Bouillon de riz (Dr Variot).

« Pour 1 litre d'eau, 2 cuillerées à soupe de riz, faire bouillir 1 heure, filtrer sur une étamine et ajouter 4 grammes de sel. »

Décoction d'orge.

« Pour 1 2 litre d'eau une cuillerée à soupe d'orge perlé ; faire bouillir 20 minutes, passer sur une étamine. »

Le bouillon de riz et la décoction d'orge peuvent remplacer les bouillons de légumes.

Tous ces bouillons ou toutes ces décoctions doivent, pour produire de bons résultats, être donnés très frais, salés ou sucrés : ils seront préparés tous les jours, et même 2 fois par jour, pendant les mois d'été.

B. — Babeurre.

Après 24 à 48 heures de diète hydrique et 48 heures de bouillon de légumes, le babeurre vient à point pour soutenir l'enfant et l'alimenter jusqu'à la reprise du régime lacté.

Préparation à domicile du babeurre.

« Le lait frais est laissé fermenter pendant 24 heures dans un local ayant une température de 18° à 20° (une chambre en hiver, une cave en été). Il sera contenu dans un vase couvert et agité une ou deux fois dans la journée. Puis on baratte le lait, pour en retirer le beurre, dans une baratte de ménage en verre : l'opération dure en moyenne 30 à 40 minutes.

Le babeurre bien préparé représente un liquide laiteux de couleur jaune verdâtre, d'odeur aigrelette, que l'on doit agiter avant de l'administrer.

Le babeurre est donné pur, par biberons (avec tétine à large bout) de 50 à 150 grammes toutes les 3 heures le jour et 1 fois la nuit. Les selles typiques de babeurre ont les particularités suivantes : couleur jaune brunâtre, odeur quelque peu fécaloïde. Après 48 heures d'administration du babeurre pur, on donne la *bouillie de babeurre*.

Bouillie de babeurre.

« Pour 1 litre de babeurre on ajoute une cuillerée à soupe de farine de riz, et on fait bouillir lentement sur feu doux. Pendant la durée de la cuisson (25 minutes environ), le babeurre doit être agité sans cesse avec un fouet à crème. Commencée à feu doux, l'opération est terminée par trois bouillons, et au dernier on ajoute 15 à 18 morceaux de sucre (70 à 90 grammes) ou 2 à 3 cuillerées à soupe de sucre en poudre non vanillé. »

Le babeurre est un aliment-médicament très efficace ; mais les résultats obtenus par son administration ne sont pas constants ; on peut même observer des crises d'entérite aiguë provoquées par son emploi.

A défaut de babeurre, on peut employer le *lait écrémé*, dilué ou non, ou le *fromage frais* (petit suisse délayé sous forme de crème) ou, chez les enfants sevrés, le *kéfir*.

C. — Bouillies diastasées ou maltosées.

Les bouillies diastasées sont indiquées, comme le babeurre, à la suite de l'emploi du bouillon de légumes aux farines : quand celui-ci a été donné pendant quelques jours, on remplace chaque jour un biberon de bouillon de légumes par un nouveau biberon de bouillie diastasée. Voici la recette de la bouillie diastasée (Dr Terrien) :

Bouillie diastasée.

1° Mélanger 300 grammes de lait et 600 grammes d'eau, ajouter 80 grammes de crème de riz ; faire cuire 1 2 heure pour obtenir une bouillie épaisse ;

2° Faire infuser pendant 1 2 heure dans 100 grammes d'eau *à 60°* 20 grammes de malt finement pulvérisé ; passer sur un linge ;

3° Réchauffer la bouillie à 80° et ajouter l'infusion de malt en agitant 10 minutes. Ajouter ensuite 50 gr. de sucre ordinaire. »

La préparation demande environ 1 h.1/2 ; la bouillie doit être confectionnée 2 fois par jour.

Voici une formule de préparation rapide :

« 1° Préparer une bouillie ordinaire ;

2° La faire légèrement refroidir et y verser une cuillerée à café de sirop d'amylodiastase Thépenier. »

Bouillies maltosées.

Il existe dans le commerce des bouillies maltosées *stérilisées*.

Au-dessous de 5 mois ou de 5 kilogrammes, on emploie la bouillie de malt coupée de 1/3 de lait caillé, ou un mélange par parties égales de bouillie diastasée, de lait maigre caillé au ferment bulgare, et de bouillon de légumes sans farine. Si l'enfant pèse plus de 5 kilos ou a plus de 5 mois, la bouillie de malt est donnée pure.

La bouillie diastasée est surtout indiquée dans les

cas de troubles digestifs dus à l'abus du lait ; elle est mal supportée, si ces troubles sont dus à un abus prématuré des soupes et bouillies.

III. — REPRISE DE L'ALLAITEMENT

L'alimentation lactée ne doit être reprise que progressivement et avec extrême prudence.

Les tétées de lait doivent être, les premiers jours, faibles, courtes, et espacées toutes les 4 heures. On peut les alterner avec des tétées constituées par les divers bouillons ou par du babeurre ou de la bouillie diastasée ; on peut encore couper le lait, au moment de donner le biberon, avec du bouillon de légumes ou de riz ou d'orge, dans des proportions de plus en plus faibles. Si les troubles digestifs reparaissent, on emploie la diète hydrique. En résumé, pendant 7 à 10 jours, on institue une sorte d'allaitement mixte en remplaçant plusieurs tétées par des biberons de bouillons divers ou de babeurre ou de bouillie diastasée. Quand la courbe de poids est redevenue satisfaisante, on peut avoir recours au seul emploi du lait : lait de femme, lait de Backaus, lait cru, lait homogénéisé, lait à la pegnine (10 grammes de pegnine par litre de lait tiédi à 40°).

RÉSUMÉ GÉNÉRAL

Dans la *dyspepsie gastro-intestinale aiguë des nourrissons* au sein et au biberon, dans le *choléra infantile*, dans la *dyspepsie du sevrage*, dans l'*entérite muco-membraneuse* ou dans l'*entérite dysentériforme de la première enfance*, les régimes alimentaires seront successivement :

1ᵉʳ *Régime*. — Diète hydrique absolue (durée : 15 24-48 heures).

2ᵉ *Régime*. — Bouillon de légumes, de riz, ou d'orge pendant 24 à 48 heures.

3ᵉ *Régime*. — Bouillies aux bouillons de légumes ou de riz pendant 2-4 jours en moyenne (ou babeurre pur, et bouillies de riz au babeurre).

4ᵉ *Régime*. — Bouillies diastasées, coupées ou non de lait caillé.

5ᵉ *Régime*. — Reprise progressive et prudente du lait (1/3 de lait, 2/3 d'eau; puis moitié lait, moitié eau).

Diététique de l'Allaitement et du Sevrage.

RÉGIME ALIMENTAIRE DU NOURRISSON AU SEIN

Réglementation des Tétées.

La réglementation des tétées permet d'éviter les accidents gastro-intestinaux de la première enfance et leurs conséquences : gros ventre, rachitisme, hernies, eczéma, etc.

Premières tétées. — Chez l'enfant bien portant au sein, l'estomac se vide 1 heure 1/2 ou 2 heures après la tétée : un intervalle minimum de 2 heures doit en conséquence séparer les tétées.

Le nouveau-né doit être mis à la diète absolue pendant 10 ou 12 heures; il ne doit prendre ni eau sucrée ou eau de fleur d'oranger, ni sirops de chicorée ou de fleurs de pêcher.

La première tétée doit être donnée 12 (ou 18 heures) après la naissance. La seconde tétée aura lieu 4 heures après la première, et jusqu'à la fin du deuxième jour, la mère ne mettra l'enfant au sein que toutes les 4 heures, en le laissant reposer de 11 heures du soir à 5 heures du matin; à chaque tétée l'enfant prendra successivement les deux seins.

Le 3e et le 4e jour, l'enfant sera mis *au sein* toutes les 3 heures entre 5 heures du matin et 11 heures du soir : 7 tétées en 24 heures.

Nombre des tétées pendant les 3 premiers mois.— A partir du 5e jour environ, l'enfant sera mis régulièrement au sein toutes les 2 heures 1/2 : 8 tétées en 24 heures :

7 tétées, le jour : 1re tétée : 7 heures du matin ; 2e tétée : 9 heures 1/2 ; 3e tétée : 12 heures ; 4e tétée : 2 heures 1/2 du soir ; 5e tétée : 5 heures ; 6e tétée : 7 heures 1/2 ; 7e tétée : 10 heures ;

1 tétée, la nuit : 8e tétée : vers 1 à 3 heures du matin.

Nombre des tétées à partir du 4e mois. — L'enfant sera mis régulièrement au sein toutes les 3 heures : 7 tétées dans les 24 heures :

7 tétées, le jour : 1re tétée : 5 heures du matin ; 2e tétée : 8 heures ; 3e tétée : 11 heures ; 4e tétée : 2 heures du soir ; 5e tétée : 5 heures ; 6e tétée : 8 heures ; 7e tétée : 11 heures.

Pas de tétée, la nuit.

RÉSUMÉ

Age de l'Enfant.	Intervalle des Tétées.		Nombre de Tétées en 24 heures.
	Jour.	Nuit.	
1er Trimestre.	Toutes les 2 h. 1/2	1 tétée.....	8
Mois suivants..	Toutes les 3 h....	Pas de tétée	7

Durée de la tétée. — 7 à 10 minutes en moyenne : la balance, et non la montre, permet seule de régler la durée de chaque tétée.

La mère doit donner un seul sein à chaque tétée : elle ne doit pas donner deux fois de suite le même sein, mais elle doit alterner régulièrement.

Les tétées doivent être aussi nombreuses et d'aussi longue durée des deux côtés. En cas d'insuffisance des tétées (début et fin de l'allaitement), la mère donnera les deux seins l'un après l'autre, mais en ayant soin de laisser l'enfant plus longtemps au premier ; la fois suivante, la tétée débutera par le sein qui précédemment a été moins vidé.

Ration alimentaire du nourrisson au sein.

Pendant les 6 premiers mois, l'enfant doit prendre 125 grammes de lait par kilogramme et par jour; du 7e au 12e mois, 115 grammes de lait par kilogramme et par jour. Ces chiffres ne constituent que des points de repère.

RÉGIME ALIMENTAIRE DE LA FEMME QUI ALLAITE

Le régime de la nourrice doit être abondant, puisqu'il comporte une ration d'entretien et une ration de production ou de lactation.

Aliments recommandés.

1º *Soupes et potages* : gras, au lait, avec pâtes et farines, potages-crèmes (avoine, orge, etc.), potages-purées de légumes. Le pain, les pâtes et les farines de croissance font partie du régime.

2º *Viandes* : Viandes de boucherie, cervelles, volailles, poissons très frais, poissons gras ou à l'huile. Le régime de la nourrice est basé sur une réduction de la viande et une augmentation des farineux.

3º *Œufs* : Les œufs sont recommandés sous toutes les formes digestibles.

4º *Légumes* : Les *féculents* (lentilles, pois, pommes de terre, riz, fèves, marrons), les *pâtes* alimentaires et les *légumes verts* (carottes, betteraves, endives, épinards, salades, navets, salsifis) sont permis.

5° *Fromages* : Les fromages frais, le beurre, la crème sont excellents pour la mère-nourrice.

6° *Desserts* : Les fruits cuits, marmelades, compotes, confitures, les entremets sucrés, crèmes, gâteaux de riz sont recommandés.

Les aliments de la nourrice doivent être bien *salés*.

Boissons recommandées.

Les meilleures boissons sont :

1o *Le lait :* à la dose d'un litre par jour (malgré le préjugé que le lait chasse le lait);

2o *L'eau pure, sucrée* ou édulcorée avec des sirops de fruits, les *infusions* (orge germée, camomille, tilleul, feuilles d'oranger, houblon), le *petit-lait*, les *décoctions de céréales*, etc.;

3o *Les boissons fermentées* : la ration quotidienne doit être au maximum :

Vin.........................	3/4 litre.
Cidre léger.................	3/4 —
Bière (à 4° ou 5°)...........	1 —

La bière de malt, la bière ferrée sont permises; on ne doit pas dépasser la quantité d'un litre de bière par jour, sans quoi on s'expose à voir apparaître de l'eczéma chez les nourrissons.

Boissons interdites.

L'alcool et les liqueurs sont défendus.

Régime journalier de la nourrice

En résumé, le régime rationnel moyen des nourrices paraît devoir être le suivant, pour 24 heures, en 4 repas :

<pre>
Pain......................   400 grammes.
Viande (à midi seulement), ou
    poisson très frais, ou pois-
    sons à l'huile (thon, sardi-
    nes, etc.) ou œufs.........   250   —
Légumes secs (lentilles, orge,
    maïs, pois cassés, avoine,
    riz, cotonnier, etc.), pommes
    de terre, navets, salsifis,
    carottes, betteraves.......   300   —
Légumes frais (chicorée, lai-
    tues, endives, salade cuite,
    haricots verts, petits pois). 250   —
Pâtes alimentaires (vermicelle,
    macaroni, etc.)...........   100   —
Fruits cuits, confitures, entre-
    mets sucrés..............   100   —
Lait, fromage, beurre ou crème. 1250   —
               ⎧ Bière peu alcoo-
               ⎪ lisée (4 à 5°), lé-
Aux repas   ⎨ gère..........   1   litre.
               ⎪ Ou cidre léger ou
               ⎩ vin...........   3/4   —
Dans l'in-   ⎧ Eau ou boisson
  tervalle   ⎨ hygiénique, sans
des repas.   ⎩ alcool.........   1/2   —
</pre>

RÉGIME ALIMENTAIRE DU NOURRISSON AU BIBERON

Réglementation des Tétées.

Les analyses chimiques et les Rayons X montrent que l'estomac n'est vide que 2 heures 1/2 à 3 heures après l'ingestion de lait de vache. De plus, les lavages de l'estomac décèlent qu'il faut environ 3 heures pour la digestion du lait dans l'estomac du nourrisson. Enfin, les enfants au biberon sont plus gloutons que les enfants au sein, car l'enfant a plus de facilité à aspirer le lait par la tétine du biberon que par la succion du sein. Il y a donc plus d'avantages à espacer les tétées qu'à les rapprocher.

Dans les 2 premiers mois, l'enfant doit être mis au biberon toutes les 2 heures 1/2 (lait coupé) ; du 3ᵉ au 10ᵉ mois, il doit recevoir une tétée toutes les 3 heures (lait pur).

Horaire des Tétées et Rations de lait.

I. — Lait coupé (*2 premiers mois*).

AGE de l'enfant	Nombre de Tétées en 24 heures	Intervalle des Tétées	Titre du coupage eau sucrée 10 0/0	RATION DE LAIT	
				par repas	par 24 h.
				gr.	gr.
1ᵉʳ jour	»	»	»	»	»
2ᵉ —	»	Toutes les 3 h.	coupage par 1/2	10	80
3ᵉ —	8	Toutes les 2 h. 1/2	»	15	120
4ᵉ —	»	»	»	20	160
5ᵉ —	»	»	»	25	200
6ᵉ —	»	»	»	30	240
7ᵉ —	»	»	»	35	280
2ᵉ semaine	»	»	coupage au 1/3	45	360
3ᵉ semaine	»	»	»	60	480
4ᵉ et 5ᵉ semaines	»	»	coupage au 1/4	75	600
6ᵉ semaine	»	»	»	80	640
7ᵉ et 8ᵉ semaines	»	»	»	90	720

II. — **Lait pur** (*3e au 10e mois*).

AGE DE L'ENFANT	NOMBRE de tétées en 24 heures	Intervalle des tétées	Ration de lait pur sucré à 2 %	
			par repas	par 24 h.
			gr.	gr.
3e mois	7	Toutes les 3 h.	110	770
4e —	»	»	120	840
5e —	»	»	130	910
6e —	»	»	135	945
7e au 10e mois	6	Toutes les 4 h.	160 à 165	960 à 990

Formule de la ration alimentaire par 24 heures selon le poids.

Ration des nourrissons faibles, maigres = 1,8e — 1/7e du poids.

Ration des nourrissons forts, gras = 1 10e du poids.

La ration suffisante est celle qui fait croître régulièrement l'enfant sans provoquer de troubles digestifs.

Elle doit être basée sur les données fournies par l'âge, le poids, l'état général de l'enfant, les saisons, etc.

Les chiffres indiqués ne constituent que des moyennes modifiables.

ALIMENTATION DES PRÉMATURÉS

L'alimentation des prématurés ne doit pécher ni par excès ni par défaut. Si on leur donne trop de lait, ils ont des troubles digestifs, de la diarrhée et meurent. Si on ne leur en donne pas assez, ils s'affaiblissent, ont des accès d'asphyxie et meurent encore. Mieux vaut donner d'abord trop peu que trop aux prématurés.

Ration alimentaire pendant les 10 premiers jours. — Voici les quantités de lait à donner, par 24 heures, aux débiles pendant les 10 premiers jours :

Jours.	Débiles pesant moins de 1.800 gr.	Débiles pesant de 1.800 à 2.200 gr.	Débiles pesant de 2.200 à 2.500 gr.
—	—		—
	gr.	gr.	gr.
2	115	128	180
3	160	175	236
4	210	226	295
5	225	308	335
6	250	324	370
7	280	335	375
8	285	350	385
9	310	380	415
10	320	410	425

Ces chiffres ne doivent servir que comme points de repère.

Ration alimentaire après les dix premiers jours. — L'enfant débile doit prendre par 24 heures une quantité de lait supérieure de 20 à 40 grammes au 1/5e de son poids total.

L'enfant, ayant atteint le poids de 2 kilogr. 500, recevra une quantité de lait proportionnée à son poids et à son âge.

Modes d'allaitement.

Allaitement au sein. — Tétées toutes les 1 h. 1/2

environ. Si nécessité : allaitement à la téterelle bi-aspiratrice, ou par une nourrice provisoire (la nourrice allaite les deux enfants; la mère du débile allaite l'enfant de la nourrice), ou gavage.

Gavage. — La gaveuse se compose d'une cupule en verre graduée et d'une sonde n° 14 ou 16 de la filière Charrière. On place l'enfant couché sur le dos, la tête renversée un peu en arrière, et on introduit dans la bouche de l'enfant la sonde mouillée avec un peu de lait ou d'eau bouillie; on l'approche du pharynx; le débile l'avale. On enfonce doucement les 15 premiers centimètres depuis l'entrée de la bouche. On écoule le lait dans la cupule en pinçant la sonde, puis on laisse le lait s'échapper dans l'estomac; on retire la sonde rapidement afin d'éviter la régurgitation du lait. Après chaque lavage, on nettoie à l'eau bouillie l'appareil et on le conserve dans de l'eau boriquée.

Dix gavages de 8, 12 à 15 grammes constituent la ration alimentaire journalière.

Lorsque l'enfant devient plus vigoureux, on alterne le gavage avec la tétée (gavage mixte), puis on supprime progressivement le gavage (gavage de renfort).

L'examen de la courbe des poids et de la température doit servir pour la fixation de la ration alimentaire du prématuré.

Si les digestions sont pénibles, il peut être utile de faire prendre au débile le commencement de la tétée (lait plus léger), d'additionner le lait d'une pincée de pegnine, ou de donner des petits repas fréquemment répétés (16 petits repas par 24 heures).

Les accès d'asphyxie ou de cyanose sont dus à l'insuffisance de la ration alimentaire. Les frictions, la respiration artificielle, un bain chaud sinapisé, les inhalations d'oxygène constituent le traitement d'urgence de l'asphyxie.

La diarrhée et les vomissements dus à la suralimentation sont traités par la diète hydrique.

Allaitement artificiel. — A défaut de lait féminin, on doit donner au prématuré du lait d'ânesse tiédi au bain-marie, ou du lait de vache stérilisé homogénéisé coupé de moitié ou d'un tiers d'eau lactosée; le chiffre de 8 tétées ne doit pas être dépassé.

Le lait de Backaus n° 1, le lait à la pegnine, les bouillons de légumes, le suc gastrique de porc sont indiqués dans les cas d'intolérance digestive.

NOTE SUR LES RÈGLES PRINCIPALES DE L'ALLAITEMENT

1° Enfant au sein :

1ᵉʳ *Trimestre :* (8 tétées). — Jour : Tétée toutes les 2 heures 1 2 (7 tétées) — Nuit : 1 tétée.

Mois suivants : (7 tétées). — Jour : tétée toutes les 3 heures. — Nuit : pas de tétée.

2° Enfant au biberon :

Ration journalière approximative: 1/10ᵉ du poids + 200 grammes.

2 premiers mois : lait coupé d'eau sucrée à 10/100.

3ᵉ au 10ᵉ mois : lait pur sucré à 2/100.

3° ENFANTS DÉBILES OU PRÉMATURÉS :

Au-dessous de 2000 grammes : ration journalière = 1/6ᵉ du poids.

Au-dessus de 2000 grammes : ration journalière = 1/5ᵉ du poids + 20 à 40 grammes.

Régime alimentaire du Sevrage.

Menus de 10 à 12 mois.

Six repas par 24 heures :

1 bouillie de 150 à 175 grammes de lait et 10 à 15 grammes de farine (arrow-root, fécule de pommes de terre, riz, froment, farines lactées, etc.).

5 tétées de 200 grammes.

Menus de 12 à 15 mois.

Cinq repas par 24 heures :

2 bouillies de 175 à 200 grammes de lait et 20 grammes de farine (arrow-root, farines lactées, racahout, phosphatine).

3 tétées de 175 à 200 grammes (on peut remplacer la tétée de midi par un jaune d'œuf).

Menus de 15 à 18 mois.

4 repas par jour à heures fixes :

1ᵉʳ *repas* (à 8 heures du matin). — Bouillie faite

avec 200 grammes de lait et 20 grammes de l'une des farines suivantes : farines de céréales (froment, orge), farines lactées, semoule, tapioca, pâtes fines d'Italie.

2ᵉ *repas* (à midi). — Panade ou potage, ou bouillon de poulet ou de veau avec pain grillé, biscotte, semoule ou pâtes fines. — Œuf à la coque ou œuf poché avec bouillon. — Croûte de pain. — 1 verre à bordeaux d'eau bouillie sucrée ou de décoction d'orge sucrée.

3ᵉ *repas* (à 4 heures). — 1 timbale de lait. — 1 biscotte.

4ᵉ *repas* (à 7 heures). — Potage au lait ou au bouillon de légumes. — Purée de pommes de terre : 1 ou 2 cuillerées. — Croûte de pain. — Eau bouillie sucrée.

Menus de 18 à 24 mois.

4 repas par jour à heures fixes :

1ᵉʳ *repas* (à 8 heures du matin). — Bouillie de farine de céréales, ou 200 grammes de lait avec pain grillé ou biscotte.

2ᵉ *repas* (à midi). — Potage gras. — Œuf à la coque, poché ou brouillé, ou un peu de cervelle ou de ris de veau, de filet de sole, de blanc de poulet. — Croûte de pain. — Un peu de crème au lait ou de fromage frais à la crème. — Eau bouillie sucrée : 1 timbale.

3ᵉ *repas* (à 4 heures). — 1 timbale de lait. — 1 ou 2 biscottes.

4ᵉ *repas* (à 7 heures). — Bouillon de légumes aux pâtes. — Purée de pommes de terre, ou riz au lait, ou fruits cuits. — Eau bouillie, ou décoction d'orge sucrée : 1/2 timbale.

Régimes dans les infections digestives chroniques des Nourrissons.

La *gastro-entérite chronique des nourrissons* est caractérisée :

1° Par des poussées de diarrhée et de vomissements séparées par des intervalles de constipation opiniâtre ;

2° Par la formation du *gros ventre flasque.*

De durée prolongée, et compliquée d'infections surajoutées (bronchopneumonie, pyodermites, otite, muguet, etc.), elle aboutit à l'*athrepsie*, à la *cachexie gastro-intestinale* ou au *rachitisme.*

Régimes dans les gastro-entérites chroniques de la première enfance.

a) *Poussées aiguës :* diète hydrique de 12 heures ; bouillons de légumes.

b) *Périodes intercalaires :* sein ; ou, à défaut, lait d'ânesse, lait écrémé ou lait humanisé (— 3 mois) ou lait homogénéisé (+ 3 mois) ; au-dessus de 4 mois, bouillies féculentes (salées ou sucrées), bouillies maltosées ; au-dessus de 1 an, viande crue (10-100 gr. par jour). Relever l'état général par : aération, cure de soleil, bains salés, frictions alcooliques, inhalations d'oxygène, injections sous-cutanées (océanine, cacodylates, glycérophosphates, huile lécithinée).

Pour augmenter le poids des nourrissons atrophiques, donner par jour 1 centigr. de sel par 100 gr. de poids du corps (ajouté au lait ou aux bouillons de légumes et aux bouillies farineuses).

Régime alimentaire des Nourrissons constipés.

LA CONSTIPATION ALIMENTAIRE DES NOURRISSONS

Une croissance normale n'a une signification que lorsque les garde-robes sont tout à fait naturelles. Si les nourrissons doivent être pesés au moins une fois par semaine, *l'examen des selles* par la mère doit être QUOTIDIEN. D'une manière générale, le nourrisson bien portant a 3 ou 4 garde-robes par jour pendant les 6 premiers mois, 1 ou 2 de 7 à 24 mois. Dans la seconde année, les selles de l'enfant doivent progressivement se mouler sans cependant acquérir une trop grande, dureté, toujours indice de la constipation.

I. — Constipation des Enfants au sein.

Les selles du nourrisson au sein sont, en état de

bonne santé, de couleur jaune (bouton d'or) ressemblant à des œufs brouillés; elles sont semi-liquides, bien liées, à odeur fade presque insignifiante, de réaction neutre au tournesol ou faiblement acide.

1° *La constipation de la mère* causant souvent de l'atonie intestinale chez son nourrisson, le régime pendant l'allaitement doit être surveillé : légumes verts en grande abondance, viandes en quantité modérée, beurre frais, fruits cuits, bière; suppression du vin, des sucreries ; promenades, bains fréquents ; usage régulier des laxatifs (tisanes de graines de lin ou d'orge).

2° La constipation peut être due à un *défaut de réglementation des tétées* en abondance et en fréquence : la tétée doit avoir lieu toutes les 2 heures 1/2 en général et ne pas excéder 1 4 d'heure en durée. Dans certains cas, les bébés au sein constipés sont ceux qui sont allaités par des nourrices dont le lait contient trop de beurre ou de caséine, est pauvre en sucre. Il faut faire analyser le lait de la mère et faire suivre à celle-ci un régime approprié. Le lait de la fin de la tétée est plus riche en beurre que celui du début: réduire la durée de la tétée est un moyen de faire prendre à l'enfant un lait moins riche. Il est quelquefois utile de donner à l'enfant, avant la tétée, un peu d'eau tiède fortement sucrée avec du lactose.

3° La constipation peut être due à une *insuffisance d'alimentation de l'enfant* : bec-de-lièvre, coryza chronique ; débilité congénitale ; enfants dormeurs ou paresseux ; malformation des mamelons ; lait trop faible ou trop aqueux. Si l'on pèse l'enfant avant et après chaque tétée, on se rend rapidement compte que le lait de la mère est insuffisant : le remède consiste en l'allaitement mixte.

La rareté des urines et la constipation dénoncent une nourriture insuffisante. La diarrhée et l'urine teintée sont le signe d'une nourriture, trop abondante ou de mauvaise qualité, mal digérée.

II. — Constipation des Enfants au biberon.

Les matières fécales du nourrisson alimenté avec du lait de vache, même stérilisé, sont consistantes, pâteuses, sèches, de couleur jaune blanc ; elles ont une odeur faiblement ammoniacale, une réaction neutre ou alcaline. Elles sont plus copieuses que chez l'enfant au sein. Presque toujours, elles contiennent de gros grumeaux blancs, et souvent ressemblent à du mastic ou à de petites billes.

La constipation est surtout causée par l'alimentation avec le lait stérilisé. Quand, dès la naissance, on donne à l'enfant du lait pur, on l'expose à la dyspepsie du lait de vache pur, dont la constipation est l'un des symptômes : dans les 2 ou 3 premiers mois, il est souvent préférable de donner à l'enfant du lait coupé. Le choix de l'eau du coupage de lait n'est pas indifférent : certaines eaux. dites crues, riches en sels de chaux, ont le grave inconvénient de provoquer la constipation. Dans ce cas, il faut saler le lait ou le couper avec de l'eau lactosée ou une eau minérale (Evian, Alet, Vittel-Grande-Source), et, si nécessité, remplacer le lait stérilisé par le lait bouilli à 80° ou le lait cru. Les petits lavements huileux ou glycérinés, la magnésie, le bicarbonate de soude sont utiles.

III. — Constipation des Enfants sevrés.

1° La constipation est souvent le résultat de l'alimentation précoce avec des substances féculentes, ou du sevrage brusque;

2° Chez les enfants, à la période du sevrage et de l'ablactation, la constipation s'accompagne fréquemment d'une anémie spéciale du sevrage due à l'abus du lait; au cours de la seconde année, le lait doit surtout servir à faciliter la digestion des aliments solides que prend l'enfant; le sevrage doit donc être basé sur la diminution progressive de la ration lactée.

Le régime des enfants sevrés atteints de constipation doit se composer des aliments suivants : bouillies et potages d'avoine, orge, arrow-root, semoule, farines lactées; bouillies aux bouillons de légumes; purées de légumes verts ou secs décortiqués; fromages frais, fruits cuits (pommes, rhubarbe, pruneaux), jus de fruits (raisin, orange); viande blanche hachée ou pulpée, en très petites quantités à un seul repas, et à partir de 2 ans ; peu d'œufs (le jaune d'œuf est souvent constipant) ; pain complet, grillé, biscottes, grissini, zwiebacks ; lait, eau pure, décoctions de céréales (1 timbale par repas).

Les exercices en plein air, l'aération suffisante de la chambre, les bains tièdes répétés compléteront le traitement.

Les repas seront toujours donnés aux mêmes heures, et les mets seront préparés en vue d'une mastication parfaite. Les médicaments ne doivent être employés qu'en cas d'inefficacité du régime alimentaire et hygiénique.

X

RÉGIMES DANS DIVERSES AFFECTIONS DU TUBE DIGESTIF

1°) EMBARRAS GASTRIQUE FÉBRILE. DIARRHÉES INFECTIEUSES. DYSENTERIE

a) *Premier régime*. Diète hydrique.

b) *Second régime*. Bouillons de légumes.

c) *Troisième régime*. Lait écrémé, fruits cuits, purée de pommes de terre très fine.

d) *Quatrième régime*. Potages maigres, œuf à la coque, maigre de jambon, purées de légumes, fromages frais.

e) *Cinquième régime*. Régime mixte des Entéritiques.

2°) VOMISSEMENTS PÉRIODIQUES DES ENFANTS

a) Pendant les crises : diète absolue (voir *Appendicite*).

b) Dans l'intervalle des crises : régime *des Arthritiques*.

3°) APPENDICITE

a) *Pendant la crise :* diète absolue (2-3 jours) ; si

nécessité, lavements ou injections de sérum artificiel. Puis, diète hydrique sucrée (3 à 4 jours). En troisième lieu, diète hydro-hydrocarbonée (potages maigres, jus de fruits, boissons sucrées).

b) *Après la crise :* régime lacto-farineux, puis régime farineux sans viande, enfin régime mixte à grande prédominance végétarienne et plus spécialement farineuse (voir régimes des Entérites).

4°) SPASMES ET STÉNOSES DU PYLORE [DES NOURRISSONS

Régler l'allaitement (sein de préférence) ; isoler l'enfant. Tous les 4 à 5 jours, petits lavages de l'estomac (eau de Vichy chaude). Tous les jours, lavages de l'intestin à l'eau salée à 2 p. 1000 (40°-50°). Compresses très chaudes sur l'épigastre et l'abdomen.

Médicaments : bicarbonate de soude, carbonate de magnésie, citrate de soude, associés au besoin avec bromures ou belladone.

Pour relever l'état général, injections de sérum artificiel, d'huile camphrée.

XI

RÉGIMES DANS LES AFFECTIONS DU FOIE CHEZ LES ENFANTS

Pour éviter ou atténuer l'infection des voies biliaires, les aliments les meilleurs sont ceux qui réduisent au minimum les putréfactions intestinales, c'est-à-dire le lait, les farineux et les pâtes alimentaires ; les œufs sont inférieurs au lait et aux farineux, en restant toutefois supérieurs à la viande, celle-ci favorisant au plus haut degré les fermentations intestinales. Le régime des hépatiques sera ainsi composé des substances alimentaires permises en général aux Arthritiques.

Lait. — Le lait, peu toxique, diurétique, contenant les matières grasses à l'état de parfaite émulsion, est un excellent *aliment* dans beaucoup d'affections morbides du foie ; mais il ne faut pas oublier que, pris en trop grandes quantités, il est un générateur de poisons ; il est contre-indiqué dans la colique hépatique. Le lait ne doit pas être la boisson habituelle aux repas des hépatiques ; il doit être utilisé comme aliment, servant à la confection de nombreux mets (potages, sauces, entremets, etc.).

Œufs. — Le jaune d'œuf est riche en matières grasses ; son emploi doit être restreint dans l'alimentation des enfants hépatiques. Les préparations les meilleures sont : œufs à la coque, œufs brouillés à l'eau, œufs sur le plat à l'eau, œufs en cocotte à l'eau et aux purées de légumes frais (permis), œufs pochés à la chicorée, omelettes au naturel et aux laitues.

Viandes. — La viande est permise en quantité modérée, 1 seule fois par jour. Le filet de bœuf rôti ou grillé (2 fois par semaine), le veau rôti ou l'escalope grillée, le maigre de jambon, le poulet rôti et grillé, les poissons maigres sont seuls permis.

Farineux et pâtes. — L'alimentation des lithiasiques comporte les farines et les pâtes alimentaires, substances peu fermentescibles. Les pommes de terre, à cendres très alcalines et riches en potasse, sont excellentes. L'usage du pain sera modéré.

Légumes verts. — Les légumes verts sont permis en abondance afin de favoriser l'alcalinité des humeurs ; dans cette catégorie d'aliments, il faut faire exception pour les choux et choux-fleurs, relativement plus riches en albuminoïdes et susceptibles d'occasionner des fermentations digestives ; les légumes verts riches en acide oxalique, haricots verts, épinards, asperges, la tomate, sont défendus.

Entremets et desserts. — Les entremets et desserts

(peu sucrés) ne doivent que compléter les repas plus substantiels ; ils sont les mêmes que ceux indiqués au régime des enfants Arthritiques.

Fruits. — Les fruits frais permis sont : raisin, pêche, orange bien mûre. Les compotes de fruits sont celles indiquées pour les Arthritiques (sauf poires, fraises).

Boissons. — Voir article Boissons (à la fin des recettes culinaires pour la lithiase biliaire). Les boissons chaudes et très légèrement sucrées (infusions indifférentes) sont les meilleures.

Régimes dans les affections du foie chez les enfants.

I. — COLIQUE HÉPATIQUE. ICTÈRES

1er *Régime :* Régime hydrique : eaux de Vichy, Evian, Vittel, Châtel-Guyon. Infusions diurétiques (chiendent, queues de cerise, orge, uva ursi, stigmates de maïs, reine des prés). Eau lactosée.

2e *Régime :* Régime lacté : lait écrémé ; kéfir maigre préparé avec du lait écrémé.

3e *Régime :* Régime lacto-végétarien ; puis régime de la lithiase biliaire.

II. — CHOLÉMIE FAMILIALE (tempérament bilieux).

1er *Régime :* Régime exclusif au lait écrémé.

2ᵉ *Régime :* Régime lacto-farineux : potages et bouillies au lait écrémé, fruits cuits, œufs peu cuits (retirer la moitié du jaune), biscottes. — Boissons : lait écrémé, eaux de: Evian, Vichy, Vittel, etc.

3ᵉ *Régime :* Régime de la lithiase biliaire.

III. — LITHIASE BILIAIRE

La lithiase biliaire est rare chez les enfants ; il faut pourtant savoir qu'elle existe chez eux et la soupçonner quand surviennent assez souvent des douleurs abdominales et des vomissements plusieurs heures après les repas. La tendance, un peu exagérée actuellement, à voir toujours l'entérite ou l'appendicite, la fait parfois certainement passer inaperçue (Dʳ Bouloumié).

Potages maigres.

Velouté à l'eau.

Voir : *Régime des Arthritiques.*

Potage-purée de pommes de terre.

Voir : *Régime des Arthritiques.*

Potage-purée de carottes.

Voir : *Régime des Arthritiques.*

Potage-purée de potiron.

Voir : *Régime des Arthritiques.*

Potage à la crème d'orge.

Voir : *Régime des Arthritiques.*

Potage aux carottes et poireaux.

Voir : *Régime des Obèses.*

Potage aux crosnes.

Voir : *Régime des Obèses.*

Potages-purées de : laitues, endives, chicorée, pois frais.

Voir : *Régime des Obèses.*

Potages aux bouillons de légumes.

Voir : *Régime des Entérites.*

Bouillies au lait écrémé.

Voir : *Régime des Entérites.*

Œufs.

Œufs à la coque. Œufs brouillés à l'eau. Œufs sur le plat à l'eau. Œufs en cocotte à l'eau et aux purées de légumes frais. Œufs pochés à la chicorée. Omelette au naturel et aux laitues.

Voir : *Régime des Enfants Arthritiques.*

Viandes.

Filet de bœuf rôti ou grillé (2 fois par semaine). Veau rôti. Escalope grillée. Maigre de jambon.

Voir : *Régime des Arthritiques.*

Poulet rôti et grillé.

Voir : *Régime des Enfants Dyspeptiques.*

Poissons. Grenouilles.

Voir : *Régime des Enfants Dyspeptiques.*

Sauces.

Voir : *les sauces permises aux Dyspeptiques.*

Pâtes (sans œufs).

Voir *les préparations indiquées au régime des Dyspeptiques.*

Légumes frais.

Pomme de terre à l'eau, au lait, au bouillon de légumes.

Voir : *Régime des Dyspeptiques.*

Pomme de terre en robe de chambre à la vapeur.

Voir : *Régime des Arthritiques.*

Pomme de terre au four.

Voir : *Régime des Arthritiques.*

Légumes verts.

Laitues au naturel, laitues à la sauce blanche, purée de laitues à la crème ; chicorée au naturel, chicorée à la crème, chicorée à la sauce blanche ; endives au naturel, purée d'endives ; céleris au naturel, en purée, à la sauce blanche ; cardons au naturel, à la sauce blanche, en purée, soufflé de cardons ; crosnes ; concombres au naturel, purée de concombres ; carottes au naturel, à la sauce blanche, purée de carottes, soufflé de carottes, carottes à la Vichy.

Voir : *Régime des Arthritiques.*

Carottes à la Vichy.

Mettre dans une casserole 12 carottes épluchées et
émincées, 1 2 litre d'eau de Vichy, 10 grammes de sel,
15 grammes de sucre. Faire partir en plein feu, couvrir
et laisser cuire jusqu'à réduction complète du mouillement.

Entremets.

Crème renversée, en pots à la vanille, à la fleur d'oranger. Crème anglaise. Sauce aux fruits. Gâteau de semoule. Œufs à la neige. Œufs au lait. Riz aux pommes.
Semoule aux pommes. Soufflés. Puddings. Tartelettes.
Biscuit de Savoie.

Voir : *Régime des Arthritiques*.

Fruits.

Fruits frais : raisins (rejeter peau et pépins), oranges
bien mûres, pêches.

Fruits cuits : compotes : celles indiquées au *Régime
des Enfants Arthritiques* (sauf poires, fraises).

Boissons.

Eau de source (non calcaire). Vin blanc de Bordeaux
très léger coupé d'eau. Eaux minérales (Vichy, Alet,
Evian, Vittel, Contréxeville, Martigny, Bains-les-Bains,
Châtel-Guyon, Thonon, Vals, etc.). Décoctions de céréales. Infusions chaudes de tilleul, camomille, menthe,
verveine (légèrement sucrées). Jus de raisins. Kéfir maigre, petit-lait.

XII

RÉGIMES DES ENFANTS ALBUMINURIQUES

Premier Régime (transitoire) : *Régime hydrique.*

Diète hydrique : 5oo-6oo gr. d'eau lactosée (24-36-48 heures) (3o gr. de lactose par litre).

Deuxième Régime : *Régime lacté intégral.*

Durée moyenne : 15 jours. — Ration journalière moyenne : 5oo gr. de lait et 5oo gr. d'eau administrés alternativement par verres toutes les heures. Ne pas dépasser 1 litre à 1 litre 1/2 de lait par 24 heures. Employer le lait d'ânesse ou le lait de vache bouilli, pasteurisé ou stérilisé, froid ou chaud, absorbé lentement à l'aide d'un chalumeau. Additionner le lait de : sucre, eau de fleur d'oranger, thé, café léger, infusion de queues de cerises, ou d'une eau alcaline (Vichy, Vals) ou, en cas de diarrhée, d'eau de chaux ; on peut également employer le kéfir, le koumys, le galazyme (lait ordinaire sucré additionné de levure de bière). Après chaque prise de lait, rinçage de la bouche avec une eau alcaline.

Troisième Régime : *Régime lacto-farineux
ou glyco-amylacé ou lacto-fruitarien.*

Durée approximative : 8 jours. Est composé de
lait, laitages, farines, fruits, sucre.

Quatrième Régime : *Régime lacto-végétarien
déchloruré.*

Cinquième Régime : *Régime lacto-ovo-végétarien
hypochloruré.*

Sixième Régime : *Régime mixte hypo-azoté-hypo-
chloruré.*

RÉGIMES DANS LES DIVERSES NÉPHRITES

Néphrites aigues. — Dans les néphrites aiguës, le
régime alimentaire doit apporter aux reins le minimum de substances nocives et favoriser l'élimination
des toxines en réalisant une sorte de lavage de l'organisme.

Le régime lacté intégral, précédé avantageusement
d'une diète hydrique d'un ou de deux jours, répond
parfaitement à ce double but.

Dans les néphrites subaiguës, le régime lacto-végétarien déchloruré donne les meilleurs résultats.

Néphrites chroniques. — Le régime doit être aussi
peu irritant que possible pour les reins, et ne doit

apporter qu'une faible dose de chlorures afin de ne pas dépasser la limite de tolérance rénale. La base du régime sera donc *l'alimentation lacto-végétarienne hypochlorurée, hypoazotée* avec *tolérance de la viande* en quantités modérées et *de temps à autre*. La cure de déchloruration est le traitement du syndrome de rétention chlorurée ; elle a pour but, en mettant le malade à un régime aussi pauvre que possible en chlorures, de le forcer à expulser les chlorures retenus dans son organisme. Dans les néphrites chroniques, il sera bon, à intervalles réguliers, d'employer, pendant un ou deux jours, le *régime lacté absolu* (qui est de rigueur dans les poussées aiguës).

ALBUMINURIES INTERMITTENTES DES ADOLESCENTS. —Le régime alimentaire des albuminuries fonctionnelles des adolescents est différent de celui des albuminuries liées aux néphrites chroniques.

Dans *l'albuminurie orthostatique, ou de la station debout*, le régime lacté n'a aucune influence heureuse sur le taux de l'albumine ; cette affection, qui s'observe surtout chez les enfants anémiés, à hérédité nerveuse fort chargée, à croissance exagérée ou viciée, est justiciable d'un régime mixte peu sévère avec lait, œufs, viandes, légumes, fruits ; pain et sel (peu) ; et duquel sont seules exclues les substances excitantes ou toxiques (mets épicés, gibier, extraits de viande, crustacés, vin pur) ; en cas de lordose lombaire (cambrure des reins), les exercices gymnastiques ont une action favorable.

Les albuminuries d'origine digestive ou hépati-que réclament le traitement de la dyspepsie ou des affections hépatiques plutôt que le régime des albuminuriques.

L'albuminurie prégoutteuse doit être traitée par le régime lacto-végétarien avec adjonction de viandes blanches.

L'albuminurie prétuberculeuse exige une alimentation substantielle. (Voir Régime des Prétuberculeux et des Tuberculeux.)

Aliments du régime mixte des Albuminuriques.

Potages maigres.

Les farineux, le riz notamment, étant très pauvres en sel, les bouillies et potages maigres aux farines alimentaires sont d'une très grande utilité aux enfants albuminuriques. Les bouillies d'avoine, orge, arrow-root, riz, froment, maïs, les potages au tapioca, au sagou, à la semoule, au vermicelle, aux pâtes d'Italie, peuvent être préparées au lait ou au bouillon de légumes non salé et tamisé.

Pain.

Le pain sans sel (o gr. 10 de chlorures par kilogr.) doit

être ordonné grillé en tranches minces ou sous forme de biscottes, grissini.

Œufs.

Les œufs ne renferment qu'une faible quantité de chlorures; un œuf de poule du poids de 35 grammes ne contient que o gr. 25 environ de chlorures. Ils sont permis à doses modérées et cuits sans sel; les jaunes sont préférables; l'albumine d'œuf non digérée passe en nature dans les humeurs et traverse les reins en les irritant.

Viandes.

La viande renferme peu de chlorures, 1 gramme en moyenne par kilogramme, et plutôt du chlorure de potassium que du chlorure de sodium. Cependant, si elle peut être utilisée sans dangers pour une cure de déchloruration, il ne faut pas oublier qu'elle est, à haute dose et à la longue, nuisible pour le rein. Il est utile de prescrire aux néphrétiques une grande régularité dans leur ration carnée. Parmi les viandes, la première qu'on puisse autoriser, c'est le maigre de jambon dessalé; puis viennent le porc frais, le poulet, l'agneau, les viandes gélatineuses (tête, cervelle, pieds); lorsque la guérison du rein paraîtra complète, le veau et le mouton bien cuits seront administrés. La viande crue pulpée est permise chez certains albuminuriques affaiblis; elle est tonique et de digestion facile; elle ne renferme qu'un gramme de sel par kilogramme.

Poissons.

Le poisson doit être choisi très frais. Les poissons d'eau douce, dont la chair ne renferme que 46 centigrammes de chlorure au kilogr., sont les seuls qui puissent être permis dans un régime strict de déchloruration; ce sont : la perche au court bouillon ou grillée; le brochet au court-bouillon; la truite au court-bouillon, les filets de truite grillés, la truite frite; les goujons frits et les goujons à la Hollandaise.

Volailles.

Le poulet rôti, grillé ou poché, est la seule volaille permise aux enfants albuminuriques.

Sauces.

Les sauces doivent être utilisées avec discrétion pour les albuminuriques : la sauce blanche, la sauce hollandaise, la sauce mousseline, la gelée de veau peuvent être employées.

Pâtes.

Les pâtes sont toutes autorisées aux albuminuriques; elles seront préparées à l'eau, au bouillon de légumes, au lait, et servies avec de la crème fraîche ou de la sauce blanche.

Légumes.

Pomme de terre.

La pomme de terre, qui ne contient que o gr. 45-

o gr. 80 de chlorure de sodium au kilogr., est un excellent aliment pour les albuminuriques ; elle peut être donnée sous formes de : purées à l'eau, au lait, au bouillon de légumes; pommes au four, en robe de chambre à la vapeur.

Légumineuses.

Les purées de pois, haricots, lentilles, fèves, sont toutes permises à cause de leur faible teneur en chlorure de sodium : haricots (o gr. 10), pois (o gr. 65), lentilles (1 gr. 40-1 gr.63), fèves (o gr. 40). Les purées de légumineuses peuvent être combinées avec des purées de légumes verts (carottes, pois frais, fonds d'artichauts).

Légumes verts.

Les carottes, la chicorée, la laitue, les endives, les salsifis, les pois verts, l'artichaut, les flageolets nouveaux, dont la teneur en sel n'excède pas o gr. 60 au kilogr., sont permis aux albuminuriques ; les épinards et les haricots verts, qui apportent trop d'acide oxalique et peuvent irriter le rein, sont permis sous réserves. Les légumes seront cuits à l'eau ou au bouillon de légumes non salé et servis sous forme de purées, diluées avec de la sauce blanche ou de la crème fraîche.

Entremets et desserts.

Sont permis : les soufflés (sous réserves) à l'arrow-root et au chocolat, les puddings au tapioca, à la semoule, au vermicelle, au sagou, au riz, le riz au lait, la crème renversée, la crème Chantilly, les pots de crème à la vanille, au chocolat, à la fleur d'oranger, la mousse au chocolat, etc. Le chocolat est un bon aliment à cause de la théobromine qu'il contient.

Fromages.

Les fromages petit-suisse, gervais, caillés doux ou caillés aigre sont seuls permis *non salés* et très frais.

Fruits.

Les fruits frais permis sont : figues fraîches, poires, dattes, bananes, oranges bien mûres, raisin, pêches, fraises. Les fruits très acides sont à déconseiller à cause de leur teneur en acide oxalique. — Les fruits cuits doivent être donnés sous forme de compotes de : banane, pruneaux, pêches, raisin, fraises.

Boissons.

Les meilleures boissons pour les albuminuriques sont : l'eau pure, les eaux minérales faibles (Evian, Thonon, Alet, Vals, Vernet, Bains-les-Bains, Saint-Nectaire); les infusions diurétiques ou aromatiques (camomille, tilleul, menthe poivrée, verveine, mélisse, mélilot, bois de réglisse, sauge ; le thé (peu) chaud additionné d'une rondelle de citron ; les jus de fruits frais (raisin, orangeade) ; les décoctions de céréales. La bière de malt, le vin rouge ou blanc peuvent être pris avec modération. La bière contient o gr. 15 de chlorure par litre, le vin o gr. o6-o gr. 10 en moyenne.

En dehors des repas : lait (non cru), koumys, kéfir, galazyme (lait ordinaire sucré additionné de levure de bière), lait caillé bulgare.

Régime mixte des Grands Enfants albuminuriques.

MENUS HEBDOMADAIRES

Petit déjeuner (*8 heures du matin*).

1 tasse de lait sucré avec du miel. 3o grammes de pain sans sel :

ou : une petite assiettée de potage aux farines alimentaires ;

ou : une tasse de thé léger au lait ;

ou : 1 grappe de raisin ;

ou : 1 verre de décoction de céréales ;

ou : 1 verre de lait caillé bulgare.

Goûter (*4 heures*).

Figues fraîches, poires, dattes, bananes, oranges mûres, raisin, pêche, fraises. — 1 biscotte de 10 gr.

Boisson : lait ou thé léger.

Lundi.

Déjeuner.	Dîner.
5o gr. escalope de veau grillée.	100 gr. potage farine de maïs.
80 gr. petits pois au naturel.	80 gr. chicorée à la crème.
1 pot de crème au café.	60 gr. pudding de semoule.
Pain sans sel : 5o grammes.	Pain (sans sel) 30 grammes.
Eau : 1 verre.	Eau : 1 verre.

Mardi.

Déjeuner.

50 gr. poulet poché à la vapeur.
60 gr. purée de chevriers et fonds d'artichauts.
40 gr. mousse au chocolat.
1 banane.
Pain : 50 grammes.
Eau : 1 verre.

Dîner.

100 gr. potage au vermicelle au lait.
80 gr. endives en purée.
40 gr. soufflé à l'arrow-root.
1 grappe de raisin.

Pain : 30 grammes.
Eau : 1 verre.

Mercredi.

Déjeuner.

50 gr. porc rôti.
60 gr. purée de lentilles.
40 gr. crème Chantilly.
1 sablé normand.

Pain : 50 grammes.
Eau : 1 verre.

Dîner.

100 gr. potage à la semoule au bouillon de légumes.
60 gr. haricots verts en purée.
50 gr. riz au lait.
1 pêche.
Pain : 30 grammes.
Eau : 1 verre.

Jeudi.

Déjeuner.

50 gr. tête de veau à la Hollandaise.
60 gr. pommes de terre au lait.
50 gr. compote de bananes.
Pain : 50 grammes.
Eau : 1 verre.

Dîner.

100 gr. bouillie d'arrow-root.
60 gr. salsifis au naturel.
1 pot de crème à la fleur d'oranger.
1 grappe de raisin.
Pain : 30 grammes.
Eau : 1 verre.

Vendredi.

Déjeuner.

1 merlan sauce mousseline.
100 gr. : haricots beurrés à la crème.
60 gr. compote de pommes.

Pain : 50 grammes.
Eau : 1 verre.

Dîner.

Bouillie de riz au bouillon de légumes.
1 œuf mollet à la purée de chicorée.
30 gr. fromage blanc.
1 banane.
Pain : 30 grammes.
Eau : 1 verre.

Samedi.

Déjeuner.	Dîner.
50 gr. jambon (maigre).	100 gr. potage au lait et aux
80 gr. purée de carottes.	pâtes d'Italie.
1 pot de crème à la vanille.	60 gr. purée de pois secs et
1 grappe de raisin.	frais.
	40 gr. crème renversée au
	chocolat.
	1 orange.
Pain : 50 grammes.	Pain : 30 grammes.
Eau : 1 verre.	Eau : 1 verre.

Dimanche.

Déjeuner.	Dîner.
1 côtelette d'agneau.	100 gr. potage tapioca au
80 gr. haricots verts en	bouillon de légumes.
purée.	1 œuf en cocotte à la crème.
30 gr. mousse au chocolat.	40 gr. endives au naturel.
2 cuillerées de fraises bien	50 gr. compote de pêches.
mûres.	
Pain : 50 grammes.	Pain : 30 grammes.
Eau : 1 verre.	Eau : 1 verre.

Recettes culinaires
du Régime mixte des Enfants
albuminuriques.

Potages maigres.

Bouillie de farine d'avoine.

Délayer 2 cuillerées de farine d'avoine dans 1 décilitre
de lait froid ; verser dans 3 décilitres de lait bouillant.
Laisser cuire 25 minutes. Sucrer légèrement. Passer
à la passoire fine avant de servir.

Bouillies de : froment, orge, arrow-root, farine de riz, de maïs.

Même méthode que pour la Bouillie de farine d'avoine.

Bouillies de : avoine, orge, arrow-root, riz, froment, maïs, préparées au bouillon de légumes.

Procéder comme pour la bouillie d'avoine, remplacer le lait par du bouillon de légumes non salé et tamisé.

Potages au lait : au tapicca, au sagou, à la semoule.

Faire bouillir 1 litre de lait : verser 3 cuillerées de l'une des pâtes. Faire cuire à faible ébullition pendant 15 à 20 minutes. Sucrer légèrement.

Bouillon de légumes.

Voir : *Régime des gastro-entérites.* — Ne pas le saler.

Potages au tapioca, à la semoule, au sagou, préparés au bouillon de légumes.

Procéder comme pour le potage au lait ; remplacer le lait par du bouillon de légumes non salé et tamisé.

Potages au lait : au vermicelle, aux pâtes d'Italie.

Faire bouillir 1 litre de lait : ajouter 55 à 60 grammes de pâte en pluie : sucrer légèrement. Laisser cuire 10 minutes.

Potages au vermicelle, aux pâtes d'Italie, préparés au bouillon de légumes.

Procéder comme ci-dessus ; remplacer le lait par du bouillon de légumes non salé et tamisé.

Œufs.

Œufs à la coque.

Voir : *Régime des Dyspeptiques.*

Œufs brouillés au naturel.

Faire chauffer 20 grammes de beurre frais dans une petite casserole à fond épais. Ajouter 3 jaunes d'œufs et 1 blanc battus. Remuer avec la cuillère de bois sur feu doux. Dès que les œufs commencent à prendre, les battre au fouet, et leur ajouter par petites portions 10 grammes de beurre frais.

Œufs brouillés à la crème.

Procéder comme au naturel; terminer en remplaçant le beurre par une forte cuillerée de crème fraîche.

Jaune d'œuf poché.

Voir : *Régime des Dyspeptiques.*

Œuf en cocotte au beurre.

Beurrer une cocotte ; y placer 1 jaune d'œuf ; mettre cuire au four au bain-marie pendant 4 minutes.

Œuf en cocotte au bouillon de légumes.

Mettre une cuillerée de bouillon de légumes bouillant dans le fond de la cocotte : y verser 1 jaune d'œuf. Laisser cuire 4 minutes.

Œuf en cocotte à la crème.

Voir : *Régime des Dyspeptiques.*
Ne pas saler les œufs.

Œufs en cocotte aux purées de légumes frais.

Voir : *Régime des Dyspeptiques.*

Ne pas saler les purées de légumes (autorisés aux albuminuriques) ; relever la sapidité par l'addition de crème fraîche de lait.

Œufs mollets au naturel.

Voir : *Régime des Tuberculeux.*

Œufs mollets aux purées de légumes frais.

Voir : *Régime des Tuberculeux.*

Omelette au naturel.

Voir : *Régime des Dyspeptiques.*

VIANDES DE BOUCHERIE

Porc.

Jambon au naturel.

Mettre un jambon dans une grande marmite avec assez d'eau pour qu'il baigne complètement ; ajouter un bouquet, oignons, carottes. Laisser cuire à petits bouillons autant d'heures que le jambon pèse de livres. Laisser refroidir avant de servir.

Jambon aux purées de légumes.

Préparer le jambon au naturel ; le servir en tranches sur purées de : chicorée, endives, laitues, pommes de terre, carottes, etc.

Jambon aux pâtes.

Servir le jambon au naturel en tranches sur macaroni, nouilles, etc.

Rôti de porc.

Enduire le porc d'une légère couche de beurre. Le faire rôtir 45 minutes par livre de viande. Servir froid avec gelée de viande préparée sans sel.

Veau.

Veau rôti.

Voir : *Régime des Dyspeptiques.*
Ne pas saler.

Escalope de veau grillée.

Voir : *Régime des Dyspeptiques.*

Ris de veau au naturel.

Faire blanchir le ris dans 1 litre d'eau à peine salée ; dès les premiers bouillons, égoutter, mettre rafraîchir. Faire cuire pendant 45 minutes dans 1/2 litre de bouillon de légumes, non salé et tamisé. Servir avec beurre frais et citron.

Ris de veau à la poulette.

Faire cuire comme au naturel. Faire réduire une partie du bouillon de cuisson, le lier de 2 jaunes d'œufs, ajouter un peu de jus de citron et 10 grammes de beurre frais.

Ris de veau grillé.

Faire blanchir le ris, le rafraîchir, le parer, l'arroser d'un peu de beurre fondu, le faire cuire sur le gril à feu modéré. Servir avec beurre frais ou sur purée de légumes frais préparés à la crème fraîche de lait.

Cervelle de veau au naturel.

Voir : *Régime des Dyspeptiques.*
Ne pas saler.

Tête de veau au naturel.

Faire dégorger une tête de veau moyenne à l'eau froide
24 heures en hiver, 6 heures en été, en ayant soin de
changer l'eau. La désosser en entier, retirer la langue et
la cervelle, la faire blanchir à l'eau bouillante pendant
20 minutes. Faire égoutter, rafraîchir et faire cuire dans
la préparation suivante : délayer 120 grammes de farine
dans 6 litres d'eau, ajouter une branche de thym, laurier,
persil, tranches de citron, oignon coupé en rondelles.
Laisser cuire lentement pendant 2 heures (excepté la
cervelle que l'on doit retirer au bout de 30 minutes).
Servir avec sauce hollandaise ou vinaigrette (remplacer
le vinaigre par du jus de citron).

Mouton.

Mouton rôti.

Faire rôtir de préférence la selle, le carré et le gigot.
Temps de cuisson : 18 à 20 minutes au kilogramme.

Côtelette de mouton grillée.

Prendre dans le carré une côtelette épaisse, la parer, la
dégraisser. La mettre cuire sur le gril à feu vif pendant
8 à 10 minutes. Servir au naturel ou sur une purée de
légumes.

Agneau.

Rôtis d'agneau.

Choisir de préférence le carré, la selle, le gigot. Temps
de cuisson : 18 à 22 minutes au kilogramme.

Côtelette d'agneau.

Même préparation que pour la côtelette de mouton.

Volailles.

Poulet rôti.

Voir : *Régime des Dyspeptiques.*
Ne pas saler.

Poulet grillé.

Voir : *Régime des Dyspeptiques.*
Ne pas saler.

Poulet poché au bouillon de légumes au riz.

Mettre dans une casserole, avec 8 décilitres de bouillon de légumes non salé, un poulet moyen. A mi-cuisson ajouter 200 grammes de riz blanchi. Laisser cuire lentement jusqu'à cuisson complète. Egoutter, débrider le poulet, le servir sur le riz.

On peut remplacer le riz par : carottes, pommes de terre, pois, laitues.

Poulet poché à la vapeur.

Mettre le poulet bridé sur la grille d'une daubière fermant hermétiquement, après avoir placé 4 décilitres de bouillon dans le fond du récipient. Laisser cuire à couvert pendant 35 ou 40 minutes. Servir au naturel avec sauce hollandaise ou sur purée de légumes.

SAUCES

Sauce blanche.

Délayer 1 cuillerée d'arrow-root dans 2 décilitres d'eau froide. Mettre cuire 5 minutes pour bien mélanger.

Ajouter un jaune d'œuf délayé dans un peu d'eau froide, et additionner d'un peu de jus de citron et de 20 grammes de beurre frais au moment de servir.

Sauce hollandaise.

Mettre réduire 2 cuillerées d'eau dans une petite casserole; ajouter un jaune d'œuf, fouetter jusqu'à cuisson; ajouter 30 grammes de beurre fin; éclaircir de quelques gouttes d'eau et d'un peu de jus de citron.

Sauce mousseline.

Procéder comme pour la sauce hollandaise; ajouter au dernier moment à la sauce le 1/3 de son volume de crème fouettée.

Gelée de veau (*pour accompagner les viandes froides*).

Empoter dans une marmite 3 litres d'eau, 2 kilogrammes de jarret de veau, 2 pieds de veau désossés et blanchis. Faire partir en plein feu, écumer, garnir avec carottes, poireaux, céleri, persil, thym, laurier. Laisser cuire pendant 6 heures. Parfumer avec quelques cuillerées de Porto blanc. Passer à la serviette. Laisser refroidir avant d'employer.

POISSONS

Perche.

Perche au court-bouillon.

Mettre la perche vidée et lavée dans une casserole avec, pour une perche de 250 grammes, 1/2 litre d'eau acidulée. Faire partir en plein feu, et laisser pocher pendant 10 minutes. Egoutter, servir avec une sauce hollandaise ou mousseline.

Perche grillée.

Écailler, vider et essuyer une perche; en ciseler les filets, les faire griller à feu vif et servir avec une sauce hollandaise.

Brochet.

Brochet au court-bouillon.

Procéder comme pour la perche au court-bouillon; servir avec une sauce hollandaise.

Truite.

Truite au court-bouillon.

Placer la truite dans la poissonnière, la couvrir d'eau acidulée. Ajouter carottes, oignons, une branche de persil, une feuille de laurier, un peu de thym. Faire partir en plein feu, et laisser pocher pendant 3/4 d'heure. Égoutter et servir la truite avec une sauce hollandaise ou mousseline.

Filets de truite grillés.

Lever les filets de truites de rivière, les placer dans des feuilles de papier beurrées. Faire cuire sur le gril et servir avec une sauce hollandaise.

Truite frite.

Passer de petites truites dans un peu de lait froid, fariner et faire frire à feu vif. Servir avec tranches de citron.

Goujons.

Goujons frits.

Tremper les goujons dans du lait, les fariner. Les faire frire à feu vif. Servir avec tranches de citron.

Goujons à la Hollandaise.

Écailler, vider, essuyer les goujons. Les faire cuire au court bouillon. (Voir : *Recette de la perche au court-bouillon.*) Les égoutter. Les servir entourés de petites pommes de terre cuites à la hollandaise (cuites à l'eau très légèrement salée), et avec une sauce hollandaise à part.

Pâtes.

Nouilles au naturel.

Voir : *Régime des Dyspeptiques.*
Faire cuire les nouilles au naturel sans sel. Les servir avec crème fraîche de lait.

Macaroni au naturel.

Même mode de préparation que pour les nouilles au naturel.

Nouilles et macaronis préparés au bouillon de légumes.

Les faire cuire selon la méthode du régime des Dyspeptiques. Remplacer l'eau de cuisson par du bouillon de légumes non salé.

Nouilles et macaronis au blanc.

Les faire cuire au naturel, les égoutter, les arroser de quelques cuillerées de sauce blanche pour servir.

LÉGUMES

Pommes de terre.

Purée de pommes de terre à l'eau.

Voir : *Régime des Arthritiques.*
Ne pas saler.

Purée de pommes de terre au lait.

Voir : *Régime des Arthritiques.*

Purée de pommes de terre au bouillon de légumes.

Faire cuire les pommes de terre selon la méthode habituelle ; diluer la purée avec du bouillon de légumes non salé.

Pommes de terre au four.

Laver les pommes de terre, les essuyer, les mettre au four. Les retourner pour que la chaleur les pénètre partout.

Pommes de terre en robe de chambre à la vapeur.

Mettre dans une marmite un double fond ou grillage ; remplir d'eau l'espace vide et disposer les pommes de terre, bien lavées, sur le double fond. Cuisson : 3/4 d'heure.

Légumineuses.

Purée de lentilles.

Faire cuire les lentilles au naturel. (Voir : *Régime des Tuberculeux.*) Les tamiser ; diluer la purée avec quelques cuillerées de crème fraîche de lait.

Purée de : pois, haricots blancs, chevriers, fèves.

Même mode de préparation que pour la purée de lentilles.

Purées combinées (purée de lentilles et de carottes).

Mélanger 4 décilitres de purée de lentilles avec 1 décilitre de purée de carottes. Mélanger les deux purées en y ajoutant quelques cuillerées de crème fraîche de lait.

Purée de haricots blancs et de carottes.

Même méthode de préparation que pour la purée de lentilles et de carottes.

Purée de chevriers et de fonds d'artichauts.

Préparer 2 décilitres de purée de chevriers (sans sel). Ajouter 3 décilitres de purée de fonds d'artichauts. Mélanger les deux purées en y ajoutant quelques cuillerées de crème fraîche de lait.

Purée de pois secs et de pois frais.

Mélanger 2 décilitres de purée de pois secs avec 3 décilitres de purée de pois frais (préparées sans sel). Mélanger les deux purées en terminant comme ci-dessus.

LÉGUMES VERTS

Artichaut.

Purée de fonds d'artichauts au blanc.

Faire cuire pendant 18 minutes les fonds d'artichauts dans une eau additionnée de jus de citron; les égoutter, les tamiser; diluer la purée obtenue avec quelques cuillerées de sauce blanche.

On peut remplacer la sauce blanche par du beurre frais ou de la crème fraîche de lait.

Carotte.

Purée de carottes.

Voir : *Régime des Dyspeptiques.*
Ne pas saler.

Chicorée.

Chicorée au naturel.

Voir : *Régime des Dyspeptiques.*
Ne pas saler.

Endives, laitues.

Purée d'endives, de laitues.

Voir : *Régime des Dyspeptiques.*
Ne pas saler.

Salsifis.

Salsifis au naturel.

Voir : *Régime des Dyspeptiques.*

Pois verts.

Pois verts à l'anglaise.

Faire cuire à découvert les petits pois fraîchement
écossés à l'eau bouillante, les égoutter. Les servir avec
sucre en poudre, et beurre frais à part.

Purée de pois verts.

Les faire cuire comme à l'anglaise, les égoutter, les
tamiser. Diluer la purée avec du lait ou de la crème
fraîche.

Haricots verts (sous réserves).

Haricots verts en purée.

Les faire cuire au naturel sans sel (voir : *Régime des
Dyspeptiques*), les tamiser. Diluer la purée avec quelques
cuillerées de sauce blanche ou de crème fraîche.

Flageolets nouveaux.

Mêmes apprêts que pour les petits pois.

ENTREMETS ET DESSERTS

Soufflés.

Soufflé à l'arrow-root (sous réserves).

Voir : *Régime des Dyspeptiques.*

Soufflé au chocolat.

Même préparation que pour le soufflé à l'arrow-root.

Puddings.

(Tapioca, semoule, vermicelle, sagou, riz.)
Voir : *Régime des Arthritiques.*

Crèmes.

Crème anglaise.

Voir : *Régime des Dyspeptiques.*

Sauce à la pulpe de pêches.

Voir : *Régime des Dyspeptiques.*

Riz au lait.

Voir : *Régime des Dyspeptiques.*

Crème renversée.

Voir : *Régime des Dyspeptiques.*

Pots de crème à la vanille.

Voir : *Régime des Dyspeptiques.*

Pots de crème au chocolat, à la fleur d'oranger.

Même préparation que les pots de crème à la vanille.

Crème Chantilly.

Voir : *Régime des Tuberculeux.*

Mousse au chocolat.

Voir : *Régime des Tuberculeux.*

Sablé normand.

Voir : *Régime des Tuberculeux.*

Fruits frais.

Sont permis: figues fraîches, dattes, bananes, oranges bien mûres, raisin, pêches, fraises.

Fruits cuits.

Compotes

(Bananes, pruneaux, pêches, raisin, fraises.)

Voir: *Régime des Dyspeptiques.* Pour la compote de fraises, voir : *Régime des Tuberculeux.*

Résumé des Indications du Régime de déchloruration.

Voici les principales indications du régime déchloruré :

1° Albuminuries ; scarlatine.

2° Cardiopathies ;

3° Epilepsie ;

4° Epanchements de la plèvre et du péritoine. Hydropisies diverses. Hypertension du liquide céphalo-rachidien. Glaucome ;

5° Eczémas humides.

En résumé, la cure de déchloruration est par excellence le traitement d'un syndrome, celui de la rétention chlorurée.

Gravelle ou Lithiase urinaire.

1° La *gravelle urique* et ses manifestations diverses se rencontrent surtout chez les enfants issus de parents arthritiques ; le traitement alimentaire sera donc celui indiqué pour les enfants arthritiques ; au régime il sera utile d'associer l'usage d'eaux minérales diurétiques légères (Evian, Vittel), qui seront employées à domicile d'abord et, s'il y a lieu, aux sources mêmes ;

2° La *gravelle oxalique*, qui se rencontre plutôt dans les premières années, provient souvent d'une alimentation azotée trop riche, de l'abus ou de l'usage trop précoce des soupes et bouillies.

La *colique néphrétique* réclame l'usage de boissons peu abondantes pendant la crise, très abondantes après la crise (eaux de : Evian, Vittel, Martigny, Contréxeville, Bains-les-Bains ; infusions de queues de cerises, chiendent, reine des prés, stigmates de maïs ; lait ;

3° Les *inflammations aiguës des voies urinaires* (pyélite, urétérite, cystite, uréthrite) sont justiciables des régimes : hydrique, lacté, lacto-farineux, lacto-ovo-végétarien, mixte avec grande prédominance de légumes et boissons abondantes ;

4° Les *infections urinaires chroniques* (tuberculose des voies urinaires, néoplasies) exigent un régime alimentaire surtout basé sur la notion causale.

XIII

RÉGIMES DANS LES AFFECTIONS DU CŒUR CHEZ LES ENFANTS

CARDIOPATHIES AIGUES

La myocardite aiguë primitive, plus rare chez l'enfant que chez l'adulte, est déterminée, le plus souvent, par la diphtérie, et avec une fréquence bien moindre par le rhumatisme, l'érysipèle. Le régime lacté doit être institué dans toute sa rigueur.

L'endocardite aiguë est presque exclusivement causée chez l'enfant par le rhumatisme, exceptionnellement par la scarlatine, la rougeole et les autres maladies infectieuses. Le lait et les boissons diurétiques doivent être prescrites.

La péricardite aiguë est justiciable du régime lacté.

CARDIOPATHIES CHRONIQUES

A) PÉRIODES DE TOLÉRANCE. — L'hygiène alimentaire des cardiaques doit être surveillée avec soin, car les troubles gastriques retentissent souvent sur le cœur sain, à plus forte raison sur le cœur malade. L'enfant cardiaque doit avoir des repas à heures fixes, régulièrement espacés, jamais trop copieux ; la mastication doit être lente, le repos doit être prescrit après les repas ; les fonctions intestinales doivent être surveillées. *Le régime alimentaire sera le régime mixte indiqué pour les albuminuriques.*

B) Périodes d'insuffisance cardiaque. — Le régime hydrique, le régime lacté exclusif, et le régime lacto-végétarien déchloruré seront les régimes successivement prescrits dans l'asystolie et l'hyposystolie.

L'asystolie est toujours d'un pronostic grave chez l'enfant ; elle est souvent le signe de l'épuisement du myocarde. La cause presque unique de l'asystolie est la *symphyse du péricarde*, celle-ci pouvant être d'origine tuberculeuse ou rhumatismale. Quand la symphyse n'est pas en cause, l'asystolie est liée à l'existence d'une lésion congénitale avec une lésion valvulaire résultant d'une endocardite aiguë. Le régime lacté doit être associé aux diurétiques et aux toniques cardiaques ; il est avantageux de faire précéder la diète lactée d'une diète hydrique temporaire.

Régime mixte déchloruré des cardiaques.

Résumée succinctement, la liste des aliments permis aux cardiaques pendant les périodes de tolérance de leur affection est la suivante :

Potages.

Potages au lait, bouillies et potages maigres aux pâtes, farines de céréales, et légumes verts ; pas ou peu de pain dans les potages.

Pain.

Grillé (sans sel ou avec peu de sel), biscottes et breakfast. Rationner le pain.

Œufs.

Œufs à la coque peu cuits, brouillés à la crème, ou mêlés aux potages ; œufs en cocotte et œufs pochés. Ne pas employer de sel.

Viandes.

La viande n'est permise qu'au repas du midi ; elle doit être donnée grillée ou rôtie : veau (langue et ris) ; mouton (côtelette d'agneau ou de mouton) ; maigre de jambon (non salé) ; poulet rôti ou grillé ; poissons de rivière bouillis (brochet, carpe, perche).

Légumes verts.

Epinards, salades, petits pois, fonds d'artichauts, céleri, navets, carottes, etc. Très recommandables.

Légumes secs ou farineux.

Pommes de terre cuites à l'eau ou à la vapeur, en purée, au lait ; soufflés aux pommes de terre. Pois et lentilles, de préférence décortiqués, réduits en purées et servis avec beurre frais (rationner ces légumineuses).

Pâtes.

Pâtes à l'eau, au lait, au bouillon de légumes. Riz à l'eau ou au lait.

Entremets et desserts.

Entremets au lait et aux œufs, crème cuite, œufs à la neige, gâteaux de : riz, semoule, tapioca. Fromages frais sans sel. Fruits : raisin, pêche, fraises, fruits cuits (non acides) en compotes ; pommes au four.

Boissons.

Aux repas : eau sucrée, infusions chaudes (camomille, tilleul, fleur d'oranger, verveine). Vin blanc de Bordeaux très étendu d'eau. Eaux minérales (Evian, Bourbon-Lancy, Royat, Aix-les-Bains, Vittel), etc. Rationner les boissons.

En dehors des repas : lait, lait écrémé, jus de fruits (raisin).

RÉGIMES DANS LES AFFECTIONS DE L'APPAREIL RESPIRATOIRE CHEZ LES ENFANTS

I. — TUBERCULOSE PULMONAIRE

Le régime alimentaire sera déterminé chez chaque tuberculeux d'après les 5 facteurs cliniques suivants :

1º Le rapport du poids à la normale, que l'on devra chercher à dépasser de peu ;

2º La capacité digestive du malade et ses tares gastro-intestinales ;

3º L'activité et l'étendue des lésions pulmonaires, la fébrilité en particulier ;

4º Les localisations extra-pulmonaires, l'état du rein, du foie, du système vasculaire ;

5º Les idiosyncrasies alimentaires (Drs Legendre et Martinet.)

La dénutrition et la surnutrition exagérées sont également défavorables aux tuberculeux. Pour la composition des menus on s'inspirera des recettes culinaires exposées aux Régimes des enfants prétuberculeux et tuberculeux (chapitre premier de l'ouvrage).

II. — ASTHME ESSENTIEL

L'asthme infantile fait partie du groupe des affections neuro-arthritiques ; le régime alimentaire sera donc celui indiqué pour les enfants arthritiques. Dans certains cas, le régime végétarien strict intermittent et le régime déchloruré peuvent être momentanément institués.

Voici, à titre d'indication générale, la carte de régime pour les enfants asthmatiques soignés à Royat (retrancher ou ajouter certains mets, suivant les cas) (Dr Fredet, de Royat).

Potages.

Consommé au lait, au pain, fécules, semoule, vermicelle, tapioca, orge, crème de riz, sagou, arrow-root.

Œufs.

Sous toutes les formes.

Viandes.

Volailles (poulet, dindonneau), cervelles, ris de veau, bœuf rôti ou grillé, mouton rôti, veau rôti.

Poissons.

Truite, goujon, brochet, sole, turbot, merlan.

Légumes.

Purées de : haricots verts, épinards, chicorée, laitue ; riz, macaroni, nouilles ; artichauts cuits, salades cuites.

Entremets.

Compotes, biscuits à la cuillère, langues de chat, soufflés, crèmes (café, vanille), œufs renversés.

Fruits.

Tous les fruits cuits ; fruits crus très mûrs, excepté noix, amandes vertes, prunes, groseilles.

Fromages

Tous les fromages frais.

Boissons.

Voir les boissons indiquées pour les enfants Arthritiques.

III. — PNEUMONIE. BRONCHITES ET BRONCHOPNEUMONIES

Voir : *Régimes des maladies infectieuses.*

IV. — PLEURÉSIE SÉRO-FIBRINEUSE

Régimes : lacté, lacto-végétarien, et déchloruré. (Voir *Régimes des Albuminuriques.*)

V. — PLEURO-TUBERCULOSE

Traitement diététique de la Tuberculose.

VI. — COQUELUCHE

Consulter *Régime des Dyspeptiques.*

RÉGIMES ALIMENTAIRES DES ENFANTS DANS LES MALADIES NERVEUSES

ÉPILEPSIE

L'expérience clinique a prouvé que le *régime déchloruré* produit fréquemment l'éloignement et la disparition des accidents convulsifs. La suppression relative du sel est la condition *sine qua non* de l'efficacité de la médication bromurée. Les régimes achloruré, déchloruré et chloruré sont alternativement prescrits (par exemple 2 mois de déchloruration suivis de 15 jours de chloruration, ou 3 semaines de déchloruration et une semaine de chloruration). C'est à partir de la dose de 5 grammes environ de sel quotidien que commence l'hypochloruration thérapeutique. A ce moment chaque gramme de sel alimentaire qu'on supprime augmente nettement l'action des bromures.

Les aliments permis aux épileptiques sont, en résumé, ceux indiqués pour les albuminuriques. Comme boissons, les seules permises sont : eau pure ; eaux minérales (Pougues, Saint-Léger, Evian, Vittel, etc.) ;

infusions de camomille, tilleul, queues de cerises, boldo; eau coupée de bière de malt, eau légèrement vineuse.

CHORÉE

Dans les chorées moyennes, le régime lacté et le régime lacto-végétarien doivent être prescrits; dans les chorées intenses, le régime lacté absolu est de rigueur.

NEURASTHÉNIE

La diététique de la neurasthénie des adolescents se confond avec celle des affections causales (dyspepsie gastro-intestinale, entérites, neuro-arthritisme, chlorose, etc.). Les menus devront donc être appropriés au type clinique observé, et plus particulièrement aux tares et aux tolérances gastro-intestinales.

HYSTÉRIE

S'il est indiqué de soumettre les hystériques, présentant des troubles digestifs, à une alimentation rationnelle, il faut se garder de l'emploi des régimes exclusifs, notamment du régime lacté, et ne pas perdre de vue qu'il s'agit avant tout de troubles nerveux d'origine psychique, où la part de l'élément gastrique est nulle ou minime (Dr Gaston Lyon). L'isolement, l'hydrothérapie, l'électrisation, la suggestion, le traitement psychique sont les moyens à employer.

INCONTINENCE NOCTURNE DES URINES

Trois formes d'incontinence peuvent être distinguées : 1⁰ l'incontinence nocturne des épileptiques ; 2⁰ l'incontinence nocturne par atonie du sphincter urétral (elle est à la fois diurne et nocturne); 3⁰ l'incontinence nocturne de cause psychique, ou incontinence essentielle.

L'incontinence nocturne des épileptiques est facile à dépister. « L'incontinence a lieu par intervalles. L'enfant se réveille avec un grand abattement, une grande fatigue ; il éprouve des pesanteurs de tête et son facies est hébété ; il est facile de voir qu'il a eu pendant la nuit une crise épileptique; quelquefois des morsures de la langue en témoignent. » La médication bromurée et le régime déchloruré doivent être institués.

L'incontinence par atonie du sphincter est justiciable du traitement électrique.

L'incontinence essentielle réclame un traitement psychique et hydrothérapique, l'hérédité nerveuse en étant le facteur essentiel ; le régime sera à prédominance végétarienne, les boissons seront supprimées ou rationnées au repas du soir.

POLYURIE NERVEUSE

La polyurie simple, assez fréquente pendant l'enfance et pouvant même s'observer chez les enfants à la mamelle, exige l'application des moyens thérapeutiques indiqués chez les enfants hystériques.

XVI

RÉGIMES DANS LES MALADIES DE LA PEAU CHEZ LES ENFANTS

La pratique des divers régimes alimentaires dans les maladies de la peau chez les Enfants peut être ainsi résumée :

ACNÉ

Régime des troubles digestifs (dyspepsie, constipation), de l'anémie.

DERMATITE HERPÉTIFORME DE DUHRING

Régime lacté absolu, puis lacto-végétarien.

ECTHYMA

Régime des enfants débilités (voir *régime des Prétuberculeux*).

ECZÉMA

Chez les nourrissons : régler l'allaitement. — Chez les enfants : lors des poussées aiguës, régime lacté absolu ; en dehors des poussées, régime de la maladie causale (neuro-arthritisme, scrofulo-lymphatisme, dyspepsie), régime hypochloruré.

ENGELURES

Régimes du scrofulo-lymphatisme ou de l'anémie.

ÉRYTHÈMES NOUEUX ET POLYMORPHE

Régime lacté.

ERYTHÈME INDURÉ DES JEUNES FILLES

Régime de la scrofule.

FURONCULOSE

Régime végétarien strict, ou régime lacto-végétarien, puis régime de la dyspepsie.

HERPÈS

Régime lacté.

IMPÉTIGO

Régime de la maladie causale : troubles digestifs,
lymphatisme.

LICHEN PLAN

Régime de la maladie causale : rachitisme, nervo-
sisme, etc.

PRURIGO SIMPLEX (STROPHULUS)

Régime du neuro-arthritisme, ou de la dyspepsie.

PRURIGO CHRONIQUE DE HÉBRA

Régime de l'entérite muco-membraneuse. Cas graves : régime lacté.

PSORIASIS

Régime lacto-végétarien ; dans certains cas, régime lacté absolu ou régime végétarien total.

SÉBORRHÉE

Régime des dyspeptiques, arthritiques ou lymphatiques (suivant la cause).

TUBERCULOSES CUTANÉES

Régime des tuberculeux.

URTICAIRE AIGUE

Régime hydrique.

URTICAIRE CHRONIQUE

Régime des dyspeptiques, des entéritiques, des hépatiques.

En résumé, dans les maladies chroniques de la peau, les régimes les plus souvent prescrits sont : régime lacté absolu, régime végétarien total ou plus souvent lacto-végétarien, régime mixte surtout végétarien.

Les *régimes intermittents* (lacté, végétarien, mixte) sont ordonnés avec efficacité dans les affections cutanées rebelles.

La *rééducation masticatoire* (bien mâcher, bien insaliver, et avaler lentement) exerce une heureuse influence sur l'évolution de certaines dermatoses de la face.

XVII

RÉGIMES DES ENFANTS FIÉVREUX

Régimes dans la fièvre typhoïde.

I. — RÉGIME HYDRO-LACTÉ (*période de fièvre*).

Lait, bouillons de légumes tamisés, décoctions de céréales. Eau d'orge, eau de riz, eau albumineuse. Infusions : tilleul, fleur d'oranger, houblon. Limonades (citron, orange, framboise). Jus de raisin. Eaux minérales : Evian, Alet, Pougues, Thonon, Vals, Vichy, Bains-les-Bains, etc. Bouillon de poulet (parfaitement dégraissé).

Ration journalière : 2 litres de liquide dont 3/4 litre de lait, 1/2 litre de bouillon, 3 4 litre de : eau, décoctions, limonades. Selon la marche de la maladie, bénigne ou grave, augmenter ou diminuer les quantités de lait ou de bouillon. Faire boire surtout après le nettoyage de la bouche.

Lait.

Modes d'administration du lait. — Employer le lait de vache sucré, bouilli, stérilisé ou pasteurisé, froid ou chaud, additionné de thé léger, de café léger, d'eaux minérales alcalines (Vichy, Vals), d'eau de chaux, aromatisé à la fleur d'oranger, à la vanille, à l'anis, à la cannelle. On peut administrer également : lait d'ânesse, koumys, kéfir, lait caillé bulgare, lait écrémé, petit-lait, etc. (Voir *Régimes des entérites*.)

Lait à la vanille.

1/2 litre de lait, 1 4 de gousse de vanille à couper par petits morceaux, faire bouillir avec le lait et passer.

Lait à la cannelle, à l'anis.

On peut remplacer la vanille par un morceau de cannelle, ou quelques grains d'anis enveloppés dans une mousseline.

Lait au café.

Lait additionné d'une décoction de café.

Thé au lait.

Faire infuser le thé 6 à 8 minutes : le verser dans une tasse ébouillantée et le couper de lait.

Thé à la menthe.

Préparer une infusion de thé ; ajouter dans la tasse quelques gouttes d'alcool de menthe.

Thé aux fleurs d'oranger

Préparer une infusion de thé à l'eau ou au lait ; y faire infuser une pincée de pétales de fleurs d'oranger ; passer à la passoire fine pour servir.

Bouillons.

Bouillons de légumes.

Voir : *Gastro-entérites des Nourrissons.*

Bouillon de poulet.

Voir : *Régime des Dyspeptiques.*

Décoctions de céréales.

Décoctions d'orge, de riz, d'avoine.

Voir : *Régimes dans les gastro-entérites des Nourrissons.*

Décoction de céréales.

Froment, seigle, avoine, orge, maïs, son, une cuillère à soupe de chaque : torréfier légèrement au four ou sur une tôle rougie : moudre au moulin à café, ou broyer et réduire en pulpe au mortier. Ajouter 1 litre d'eau, faire bouillir 2 heures et réduire de moitié environ ; passer sur une étamine et ajouter eau quantité suffisante pour 1 litre. Conserver en flacon lavé à l'eau bouillante.

Cette décoction *fraîche* peut être versée dans le lait, additionnée d'un sirop ou de blancs d'œufs frais.

Tisane de farines de céréales et de légumineuses diastasées.

Farine de gruau de blé, farine de riz, farine d'orge, farine d'avoine douce, farine de maïs rouge, de chaque 5 grammes. Bien diviser le mélange dans un peu d'eau froide et le jeter dans 1 litre d'eau bouillante. Après une cuisson de 10 minutes, ajouter 0 gr. 25 de maltine.

Eau albumineuse.

Battre 4 blancs d'œufs, leur ajouter peu à peu 1 litre d'eau bouillie, additionnée ou non de 2 cuillerées de sucre en poudre. Aromatiser avec une cuillère à soupe d'eau de fleurs d'oranger.

Cette préparation doit être administrée très fraîche.

Infusions.

Infusion de tilleul.

1 pincée pour une tasse d'eau bouillante ; laisser infuser à couvert 10 minutes.

Infusion d'oranger.

1 feuille par tasse ; procéder comme pour le tilleul.

Infusion de houblon.

2 ou 3 cônes par tasse d'eau bouillante ; laisser infuser à couvert 10 minutes.

Infusions d'orge, de malt, de gland doux.

1/2 à 1 cuiller à café pour 1 tasse d'eau bouillante ; préparer comme le café.

Limonades. Boissons de fruits.

Limonades à froid.

Exprimer le suc du fruit (citron, orange) ou des fruits (framboises, groseilles, etc.) dans un verre, additionner de bonne eau pure et de sucre en poudre.

Limonade commune.

Citrons, n° 2 ; sucre, 50 grammes ; eau froide stérilisée, 1.000 grammes.

Citronnade.

1 gros citron ; 250 grammes de bonne eau pure ; 50 gr. de sucre en poudre.

Citronnade à l'orgeat.

Faire fondre une cuillerée à bouche de sucre en poudre dans les 3 4 d'un verre d'eau pure ; ajouter un verre à madère de sirop d'orgeat et le jus d'un citron.

Limonade citrique.

100 grammes de sirop de limon : 900 gr. de bonne eau pure. Mélanger le tout.

On peut remplacer le sirop de citron par du sirop de framboises, de cerises, de groseilles, etc.

Limonade tartrique vineuse.

Vin rouge, 250 grammes ; sirop tartrique, 60 gr. ; eau stérilisée, 700 gr.

Limonades à chaud.

Couper en tranches le fruit (citron, pomme, etc.), ajouter quelques morceaux de sucre, un parfum (cannelle ou vanille), l'eau bouillante, couvrir hermétiquement 1 ou 2 heures, filtrer et servir.

II. — RÉGIME LACTO-FARINEUX OU GLYCO-AMYLACÉ
(période de déclin ou des oscillations descendantes).

Ajouter au régime précédent : champagne très étendu d'eau, limonade phosphorique. Potages aux farines de : orge, avoine, riz (voir : *Entérites*). Potages gras ou maigres aux pâtes, à la semoule, au tapioca, au vermicelle (voir : *Régime des Dyspeptiques*). Fromages frais à la crème, miel, gelées de fruits; purée très fine de pommes de terre.

Ce régime peut être suivi dans les fièvres typhoïdes bénignes ou de moyenne intensité; dans les autres cas, il est préférable de continuer le régime lacté.

Potages diastasés de farines de légumes et de céréales.

Farines de riz, d'orge, de maïs, d'avoine, de gruau, de blé, de fèves des marais, de pois verts, de lentilles vertes, de haricots verts et de tapioca : de chaque 5 grammes (environ 1 cuiller à café); maltine 0 gr. 50, ajoutée après cuisson ; eau bouillante quantité suffisante pour obtenir 250 c. c. environ (Dr Imbert).

Ce potage peut être coupé avec du lait ou du bouillon de légumes ou du bouillon de poulet dégraissé.

III. — RÉGIME DE LA CONVALESCENCE

A partir du 4e jour qui suit la chute complète de la fièvre, administrer les aliments suivants :

1er *jour* : le matin, un potage (gruau d'avoine crème d'orge, tapioca, semoule).

2e *jour* : matin et soir, potage (s'il n'y a pas eu élévation de température).

3e jour : 3 potages, ajouter un œuf poché à celui de midi.

4e jour : 1er déjeuner : potage au goût du malade. Midi : un œuf à la coque avec un peu de pain grillé beurré. une pomme au four avec sucre en poudre. A 4 heures, un potage facultatif. Au dîner : un potage. Quelques cuillerées de jus de viande ; compote de pruneaux tamisés.

5e jour : ajouter au menu de midi des filets de poissons maigres bouillis, servis avec sauce blanche (sole, merlan, perche, turbotin, brocheton) (voir : *Dyspepsies*).

6e jour : poulet rôti (finement découpé) ; une cuillerée de chicorée cuite et tamisée (ou de laitue).

7e au 10e jour : Varier avec poissons, petite côtelette grillée, œufs, jus de viande, maigre de jambon râpé : 40 grammes de viande par jour, 60 grammes pour les grands enfants. Donner : raisin frais (rejeter la peau et les pépins). Pain grillé : 1 biscotte par repas.

Après le 10e jour : Employer les pâtes, légumes verts, entremets légers, etc. (Voir : *Régimes des Entérites*).

Régimes dans la scarlatine.

1° Périodes de fièvre et de desquamation :

Régime lacté absolu, boissons aqueuses sucrées, décoctions de céréales, sirops de fruits, tisanes diurétiques de chiendent ou de queues de cerises.

Voir : *Régimes de la fièvre typhoïde*.

2° Période intercalaire :

Régime lacto-farineux ou glyco-amylacé.
Voir : *Régimes des Albuminuriques*.

3° Convalescence :

Régimes successifs : lacto-ovo-végétarien, puis mixte hypochloruré, enfin régime mixte normal.
Voir : *Régimes des Albuminuriques*.

Régimes dans les maladies infectieuses.

(Rougeole, rubéole, varicelle, grippe, oreillons, pneumonie, etc.)

1° Période fébrile :

Lait, bouillons, décoctions de céréales, boissons aqueuses sucrées, limonades et sirops de fruits, jus de grenade. Tisanes sudorifiques en quantité modérée (bourrache, tilleul, oranger, bouillon blanc, mauve, violette, capillaire, coquelicots, etc.).

Pour éviter la déperdition de poids, ajouter sel ou sucre.

2° Période de convalescence :

Régimes successifs : lacto-végétarien, lacto-ovo-égétarien, régime mixte.

XVIII

RÉGIMES DES ENFANTS OPÉRÉS

a) Régime pré-opératoire :

Les jours précédents, *régime fruitarien.*
La veille, *jeûne.*

b) Régimes post-opératoires :

Régimes successifs : diète absolue, diète hydrique ou aux bouillons de légumes, régime hydro-lacté, régime lacto-farineux ou glyco-amylacé, régime lacto-ovo-végétarien, régime mixte des Entéritiques.

Si l'opération n'a pas porté sur l'abdomen et plus particulièrement sur le tube digestif, l'alimentation normale pourra être reprise plus rapidement.

TABLE ALPHABÉTIQUE

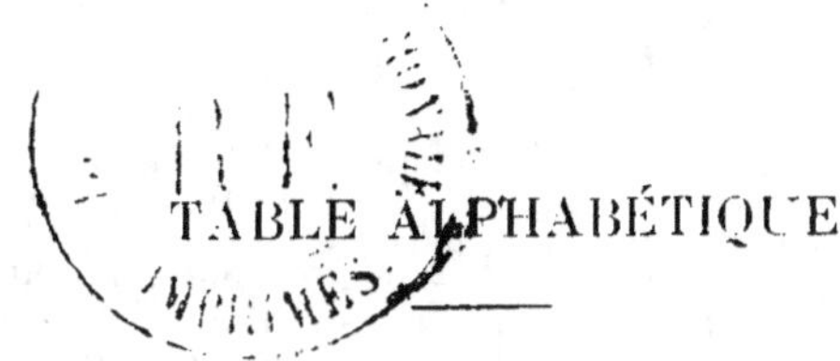

Q

TABLE DES MATIÈRES

—

Legrand. — Cuisine diététique.   24

Poitiers. — Imprimerie BLAIS et ROY, 7, rue Victor-Hugo.

CHAUVOIS (L.). — **Les Régimes des Diabétiques et l'Alimentation hydrocarbonée.** 1908. 1 vol. in-18 de 164 pages...... 2 fr.

CONTET (E.). — **Le Végétarisme et le Régime végétarien.** 1902, 1 vol. in-18 de 160 pages................................. 2 fr.

CORNARO (L.). — **Le Régime de Pythagore,** d'après le Dr Cocchi. **De la Sobriété,** conseils pour vivre longtemps, par L. Cornaro. **Le Moyen de vivre plus de cent ans dans une parfaite santé,** par L. Lessius. 1891, 1 vol. in-18 de 243 p., avec 5 pl. 3 fr. 50

CYR (J.). — **Traité de l'alimentation** dans ses rapports avec la physiologie, la pathologie et la thérapeutique. 1869, 1 vol. in-8 de 574 pages.................................. 8 fr.

DEGOIX. — **Hygiène de la Table.** 1892, 1 vol. in-16 de 160 pages.................................. 2 fr.

DMITRIEFF. — **Le Képhir,** boisson du lait de vache. 1887, in-8, 80 pages.................................. 1 fr. 50

FONSSAGRIVES (J.-B.). — **Hygiène alimentaire** des malades, des convalescents et des valétudinaires, ou du régime envisagé comme moyen thérapeutique. 3e édit. 1881, 1 vol. in-8 de 688 pages.................................. 9 fr.

FRÉDAULT (F.). — **De l'alimentation.** 1866, gr in-8, 102 p. 2 fr.

GROS (C.-H.). — **Mémoires d'un estomac.** 4e édition. 1888, 1 vol. in-18 de 186 pages.................................. 2 fr.

HÉRAUD. — **Les Secrets de l'alimentation,** à la ville et à la campagne. Recettes, formules d'une application journalière. 1890, 1 vol. in-16 de 423 pages, avec 225 fig., cart............. 4 fr.

MALAPERT DU PEUX. — **Le Lait et le Régime lacté.** 1890, 1 vol. in-16 de 160 pages.................................. 2 fr.

MARCHANT (E.). — **De l'influence comparative du régime végétal et du régime animal** sur le physique et la moral de l'homme. 1849.................................. 5 fr.

MARVAUD (A.). — **Les Aliments d'épargne,** alcool et boissons aromatiques (café, thé, maté, cacao, coca), effets physiologiques, applications à l'hygiène et à la thérapeutique. 2e édition. 1874, 1 vol. in-8 de 504 pages, avec planches................. 6 fr.

NEUENS. — **Hygiène de la table.** In-8, 86 pages....... 1 fr. 50
— **Guide pratique de la véritable cuisine Kneipp.** 2e édit. 1896, 1 vol. in-18 de 135 pages.................................. 1 fr. 50

RAISONNIER (G.). — **La Zomothérapie dans la tuberculose pulmonaire** chez les enfants. 1902, 1 vol. in-18 de 105 p... 2 fr.

SACQUEPÉE. — **Les Empoisonnements alimentaires,** par le Dr Sacquépée, professeur agrégé à l'Ecole du Val-de-Grâce. 1909, 1 vol. in-16 de 96 pages, cartonné.................. 1 fr. 50

SCHULZE (C.). — **La Table du Végétarien.** 1907, 1 vol. in-18 de 416 pages..... .... 4 fr.

SEGOND (L.-A.) **De l'action comparative du régime animal et du régime végétal** sur la constitution physique et sur le moral de l'homme. 1850, in-4, 72 pages.................. 2 fr. 50

ZABOROWSKI. — **Les Boissons hygiéniques.** 1889, 1 vol. in-16 de 160 pages et 24 figures.................. 2 fr.